Michel Ackermann & Christine Fiebig

Über das Herz zur Polyvagal-Theorie

... und wie wir uns in den Signalen der Neurophysiologie selbst wahrnehmen können

Warum unser Körper unser Verhalten steuert und was das mit der Polyvagal-Theorie zu tun hat

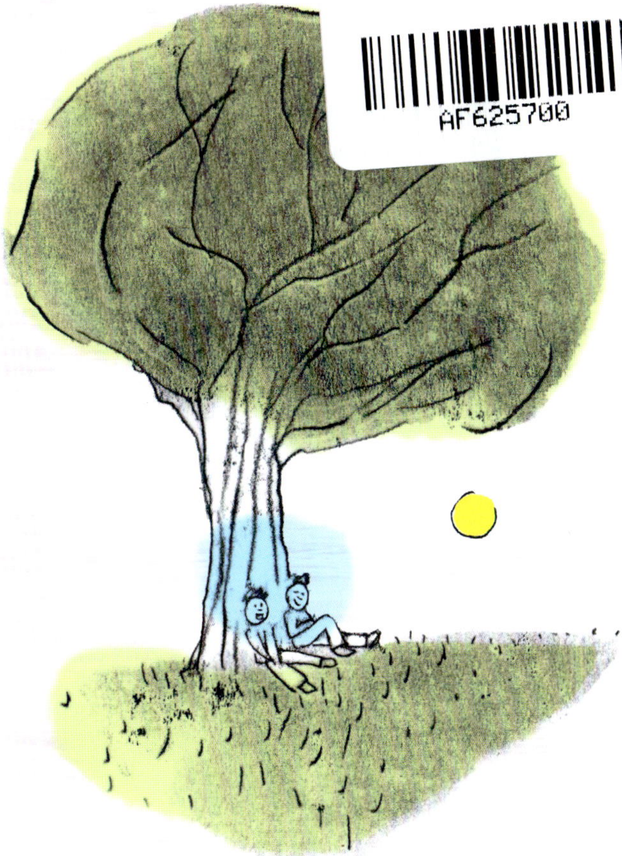

G. P. PROBST VERLAG
Lichtenau / Westfalen

Certified by Polyvagal Institute as accurately representing the principles described in Polyvagal Theory.

G. P. Probst Verlag GmbH
In den Rauten 3
D-33165 Lichtenau
Tel.: +49(0)5295-99 57 81
eMail: verlag@gp-probst.de

Das Buch erscheint mit freundlicher Unterstützung der Polyvagal Gesellschaft e.V., Frankfurt/M.

Hinweis: Das vorliegende Buch ist als Informationsquelle gedacht und kann keine adäquate Ausbildung und/oder klinische Supervision ersetzen. Weder der Verlag noch die Autoren können die absolute Richtigkeit, Wirksamkeit oder Angemessenheit irgendeiner konkreten Empfehlung in jeder Hinsicht garantieren. Autoren und Verlag übernehmen keine Verantwortung für Verluste oder Schädigungen, die angeblich durch Informationen oder Empfehlungen aus diesem Buch entstanden sind.

Für die Inhalte der im Buch angegebenen externen Webseiten übernehmen wir trotz sorgfältiger inhaltlicher Prüfung keinerlei Haftung. Für die Inhalte dieser Seiten sind ausschließlich deren Betreiber verantwortlich.

Umschlag-Illustrationen & Illustrationen im Inhalt: Christine Fiebig, Frankfurt/M.
Gesamtlayout: Mareile Gropengießer, Paderborn
Druck & Bindung: mediaprint solutions GmbH, Paderborn
Gedruckt in Deutschland

ISBN 978-3-944476-50-6

Bibliografische Information der Deutschen Nationalbibliothek
Die Deutsche Nationalbibliothek verzeichnet diese Publikation in der Deutschen Nationalbibliografie; detaillierte bibliografische Daten sind im Internet über *http://dnb.d-nb.de* abrufbar.

Inhalt

1. Bewusstsein – wir können wahrnehmen, fühlen und wissen, dass wir da sind | *Seite 8*

2. Wie schafft unser Körper Bewusstsein und wer hilft ihm dabei? | *Seite 12*

3. Verhalten ist mehr als eine Störung im Schulunterricht | *Seite 14*

4. Co-Regulation bedeutet, dass wir unsere Zu- und Abwendung körperlich und spielerisch einregulieren können | *Seite 15*

5. Das Kampf-Flucht-Verhalten schützt uns … | *Seite 16*

6. Neurozeption bedeutet, dass unterhalb unserer bewussten (!) Wahrnehmungsschwelle die ›wahrnehmenden‹ Verarbeitungen des Körpers einen Einfluss haben | *Seite 18*

7. Was TherapeutInnen dazu sagen (1) | *Seite 22*

8. Verhalten im Alltag | *Seite 24*

9. Der Parasympathikus und was er in uns bewirken kann | *Seite 28*

10. Was TherapeutInnen dazu sagen (2) | *Seite 30*

11. Das ›System für soziale Verbundenheit‹ sucht für uns Sicherheit, nicht Abkapselung | *Seite 32*

12. Umwelteinflüsse können unser Nervensystem dysregulieren | *Seite 33*

13. Wie alles begann oder: Die Früchte der Wissenschaft | *Seite 38*

14. Was auf unser Herz einen Einfluss hat | *Seite 40*

15. Das Vagus-Paradox | *Seite 42*

16. Regulation im Kontakt mit der Welt: der Vagus-Nerv | *Seite 44*

17. Vagaler Tonus und Gesundheit | *Seite 50*

18. Trauma als Folge unaufgelöster Erstarrung im Kampf-Flucht-Verhalten | *Seite 52*

19. Grundprinzipien der Polyvagal-Theorie | *Seite 56*

20. Unsere Wahrnehmung wandert mit dem Nervensystem mit | *Seite 58*

21. Interozeption – und was sie bedeuten kann | *Seite 60*

22. Was TherapeutInnen sagen (3) | *Seite 64*

23. Einordnungen und Perspektiven | *Seite 65*

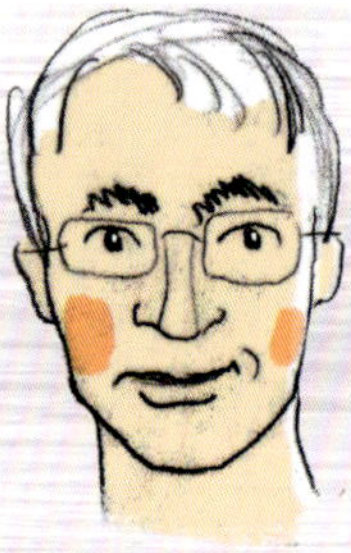

Vorwort

Wir befinden uns im zweiten Jahrzehnt des 21. Jahrhunderts. Multiple Krisen fordern unsere Gesellschaftssysteme mehr denn je heraus. Dabei stehen nicht nur politische, weltanschauliche und sozioökonomische Fragen im Vordergrund. Es geht auch um die Frage, wer wir als Menschen sind und sein wollen – was unser Menschenbild sein kann – ein Menschenbild, das unserem eigenen Überleben auf diesem Planeten dienlich und angemessen ist. Für uns (als AutorInnen) geht es bei einem solchen ›Menschenbild‹ in erster Linie darum, wie wir als Menschen sozial veranlagt sind, und darum, wie wir uns im Zusammenleben regulieren, wie wir kommunizieren, ob wir uns bekämpfen oder ob wir uns Sicherheit geben, warum wir das tun etc..

Die von Stephen Porges begründete Polyvagal-Theorie, um die es in diesem Buch gehen soll, bietet bei diesen Fragen spannende und wissenschaftlich begründbare Ansätze. Wir werden dazu diskutieren und darstellen, dass wir uns als Menschen gegenseitig brauchen, um sozial und psychologisch in der Tiefe verankerte Sicherheit zu finden.

Die Polyvagal-Theorie wurde von Stephen Porges im Zusammenhang mit seiner psychophysiologischen Forschung am Herzen entwickelt, womit wir bereits an einem zentralen Punkt unseres Themas und auch des Buchtitels angekommen sind: Das Wort Herz steht wie kein anderes Wort unserer Sprache als Metapher gleichermaßen für Verbundenheit und Liebe wie auch für den biologisch-medizinisch relevanten Umstand, dass wir über Blut mit Sauerstoff versorgt werden. Zwischen einer Metapher der Sprache und der vermeintlich schnöden Biologie gibt es allerdings einen sinnfälligen Zusammenhang. Physiologisch betrachtet ist unser Herz nicht nur eine Pumpmaschine für lebensnotwendiges Blut, sondern mittelbar auch ein sozial wirksames Organ: Wir haben als Menschen auch ein Herz, damit wir uns – ›über das Herz‹ – sozial co-regulieren können: Über den Vagus-Nerv ist unser viel besungenes Hauptorgan mit dem Gehirnstamm und den dort entspringenden Kranialnerven (›kranial‹ bedeutet zum Kopf gehörend) verbunden. Der Vagus-Nerv sorgt nicht nur dafür, dass wir bei Stress nicht an einem zu schnell schlagenden Herzen zusammenbrechen. Er verbindet (!) unser Herz über die Kranialnerven mit den ›sozial-wirksamen‹ Gesichtsorganen, wie unseren Augen, Ohren, der Saug- und Stimmmuskulatur, der Mimik: Hören wir z. B. in einer sozialen Interaktion besonders aufmerksam und entspannt zu, reagiert darauf eben auch unser Herz – es ist mit uns im besten Sinne des Wortes verbunden.

In dieser Perspektive beschreibt unser Herz als symbolträchtiges Wort und Zeichen den Umstand, dass unsere symbolisierende Sprachfähigkeit keinerlei Widerspruch zu unserer körperlichen Veranlagung und Versorgung darstellt. Wir sind genau diejenigen Menschen in diesen unseren Körpern, die uns bestenfalls ›aus ganzem Herzen‹ sprachfähig machen. Und diese Beschreibung ist eben mehr als eine sprachlich-kulturelle Metapher, sie ist Dank der Polyvagal-Theorie wissenschaftlich nachvollziehbar.

Die Projekt-Idee zu diesem Buch entstand im Zusammenhang mit der Gründung der Polyvagal-Gesellschaft (PVG) in Deutschland 2022. Die PVG ist ein gemeinnütziger Verein, der sich um die Förderung der wissenschaftlichen und gesellschaftlichen Diskussion der Theorie und die systemische Verankerung und Verbreitung der sozialpsychologischen Implikationen eben dieser Polyvagal-Theorie engagieren will. Das Buch soll eine kreative, spielerisch-ernste und inspirierende Grundlage für diejenigen Interessierten bieten, die sich für den angesprochenen Themenbereich (Polyvagal-Theorie, Sozialpsychologie und Verhalten, Neurophysiologie, Therapie u.a.) begeistern wollen.

Zum Text: Die dem Format einer Graphic Novel geschuldete oft notwendige Verkürzung oder Vereinfachung von hochkomplexen Sachverhalten (z. B. wenn es um Vorgänge im sog. Limbischen System des Gehirns und seiner Verbindung mit anderen Gehirnarealen und dem Körper geht) soll keinesfalls zu irreführenden oder verwirrenden Sichten bzw. Schlüssen führen. Wir bitten darum, in der Literaturliste am Ende des Buches weitere Anregung zu finden. Wir haben uns intensiv bemüht, Klarheit und Präzision und in unseren Augen zulässige Verkürzungen in ein gutes, stimmiges Verhältnis zu setzen.

Michel Ackermann
Berlin, im September 2023

1. Bewusstsein – wir können wahrnehmen, fühlen und wissen, dass wir da sind.

Wie können wir ein Bewusstsein haben, von uns selbst und von der Welt?

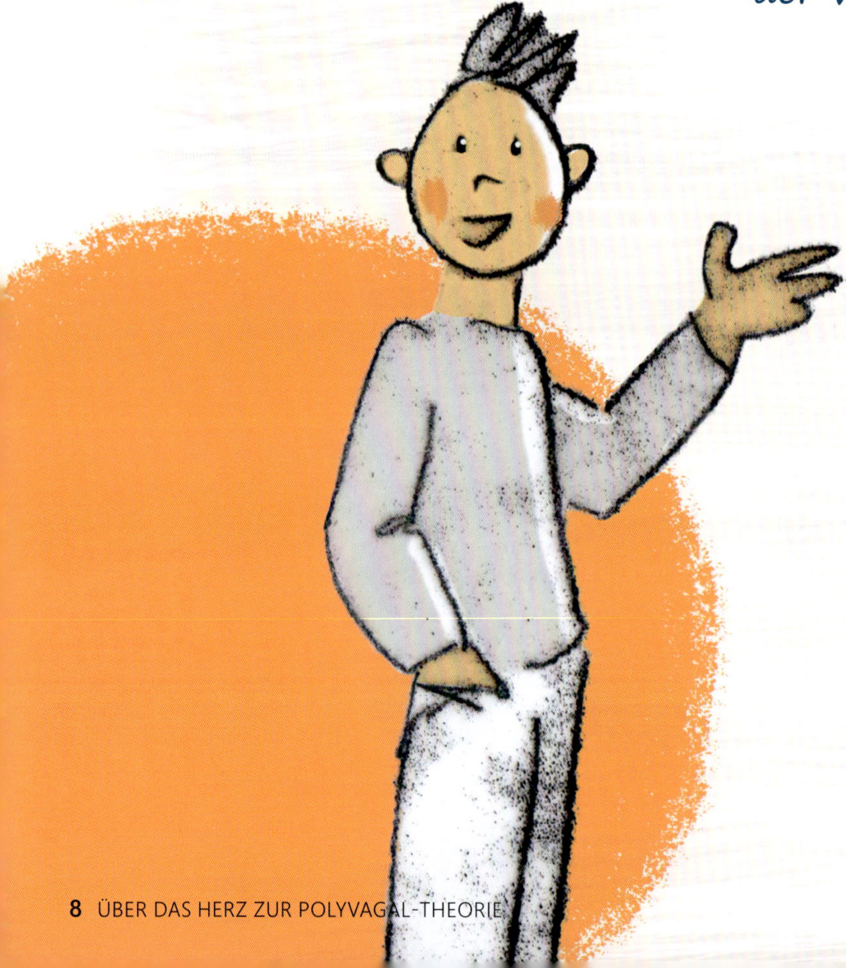

Und wie können wir uns
sicher sein, dass unser
Bewusstsein uns selbst
entspricht?

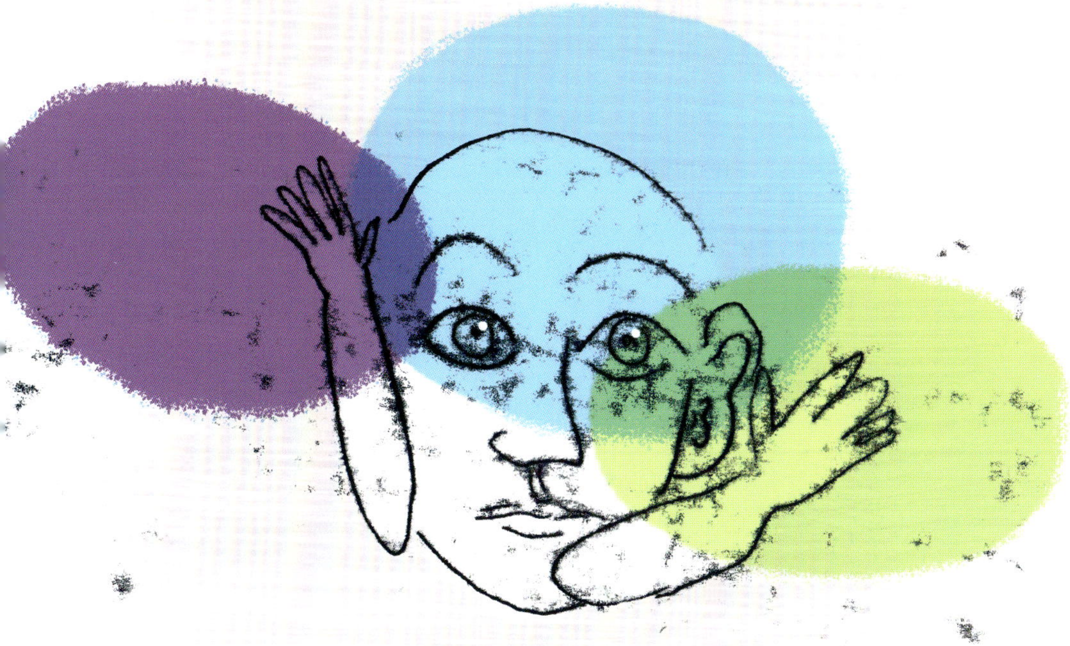

Ein ›Sich-sicher-Sein‹
braucht eine Verankerung
dieses Gefühls in der Tiefe
unseres Körpers.

Dazu erfahren wir schon
in Kürze mehr.

In Kanada wurden Krähen beobachtet,
die schneebedeckte Hänge hinabrutschen.
Aus Spaß? Haben auch sie
ein Bewusstsein von
sich selbst?

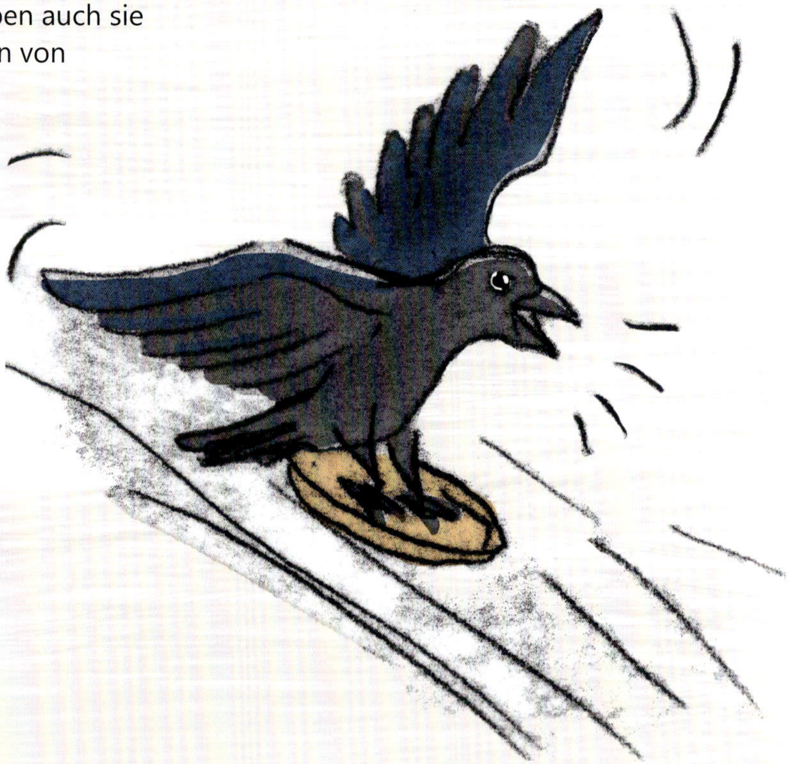

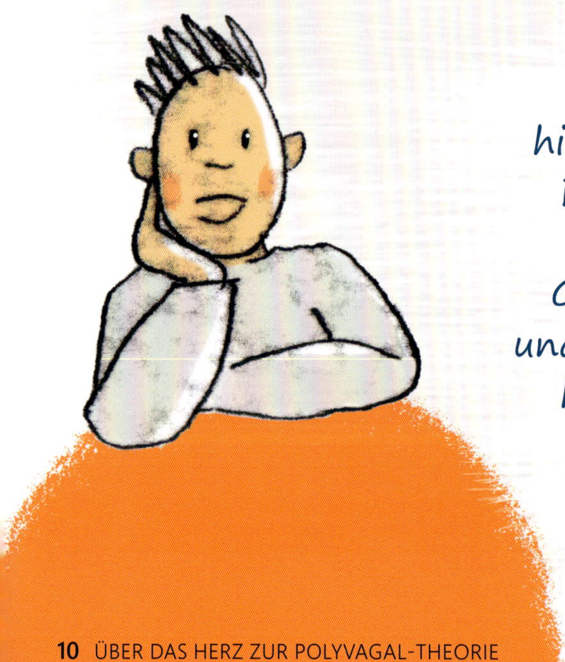

Unser Körper
hilft uns, in der Welt zu sein.
Die Forschung spricht von
einem EMBODIMENT:
Gesten des Körpers, Mimik
und Lautmelodien der Sprache
helfen uns, uns selbst (als)
w i r k l i c h
zu spüren.

Embodiment heißt: Wir Lebewesen brauchen den Körper als Brücke zu so etwas Komplexem wie ›Bewusstsein‹. Über Wahrnehmung, Verhalten und die Physiologie des Körpers ›denken‹ wir uns zu uns selbst.

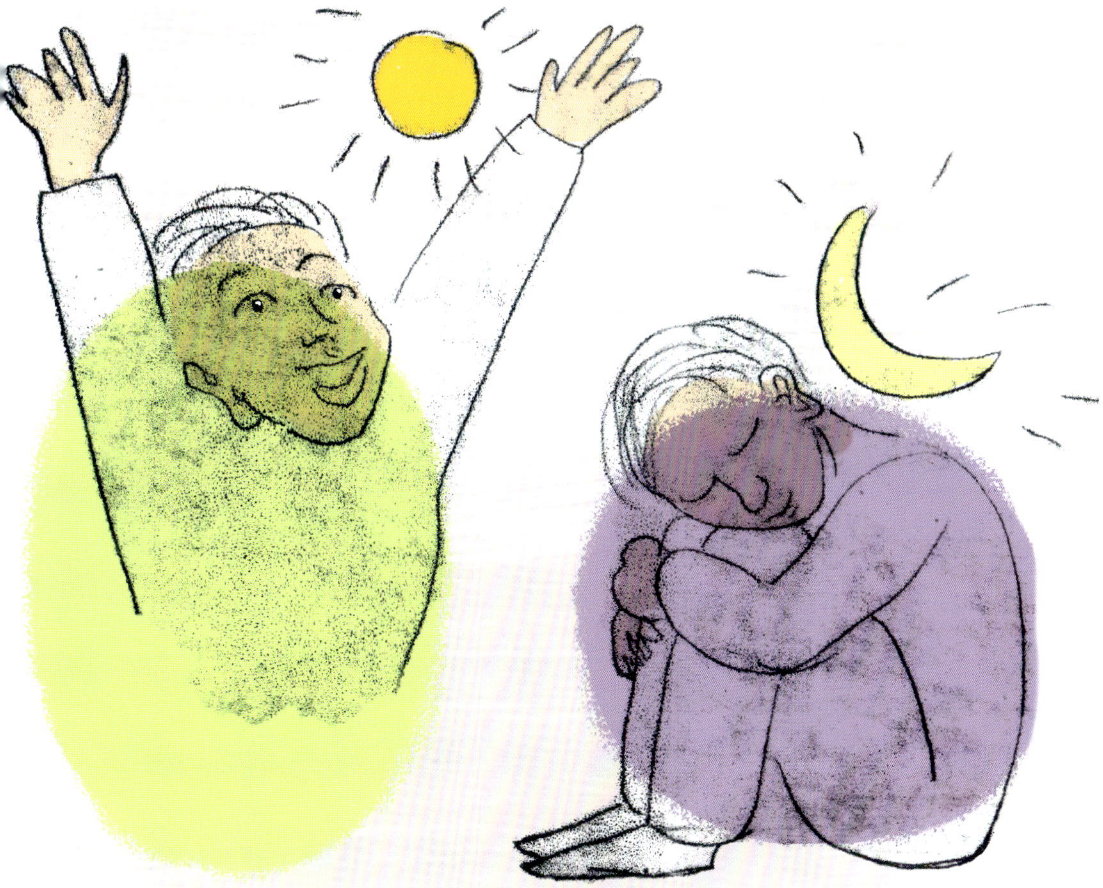

2. Wie schafft unser Körper Bewusstsein und wer hilft ihm dabei?

Der Körper wird dabei durch das Autonome Nervensystem (ANS) unterstützt, welches zusammen mit dem Somatischen Nervensystem den Körper über Nervenbahnen mit Steuerungssignalen versorgt.

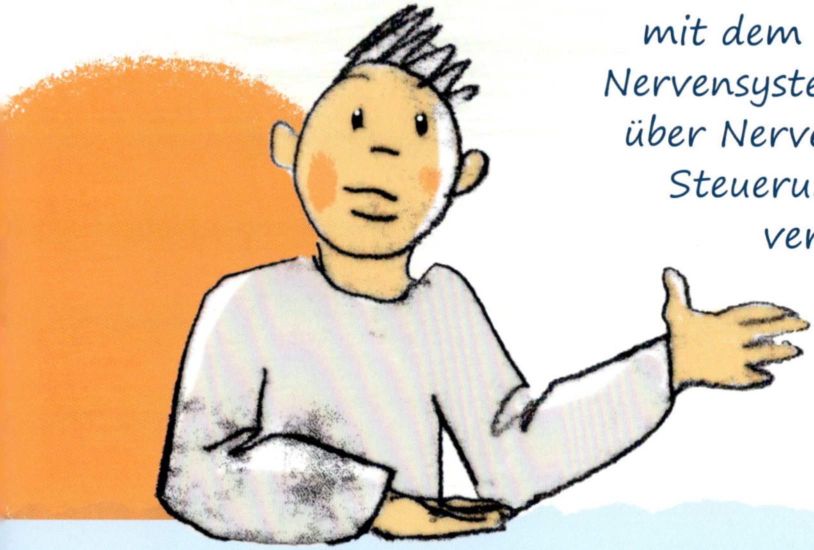

John Newport Langley (1852-1925) prägte 1898 den Begriff Autonomes Nervensystem. Das Autonome Nervensystem (ANS) wird üblicherweise in einen aktivierenden und einen dämpfenden Regulationsstrang unterteilt: Sympathikus und Parasympathikus. Der Parasympathikus arbeitet der Polyvagal-Theorie zufolge differenzierter als lange Zeit angenommen. So dient das Herunterregulieren von Körperfunktionen auch dem Überleben bei Todesgefahr und nicht nur der Energie-Balance von Organen. Bei Menschen dient der Parasympathikus auch dem sozialen Überleben. Dazu später mehr.

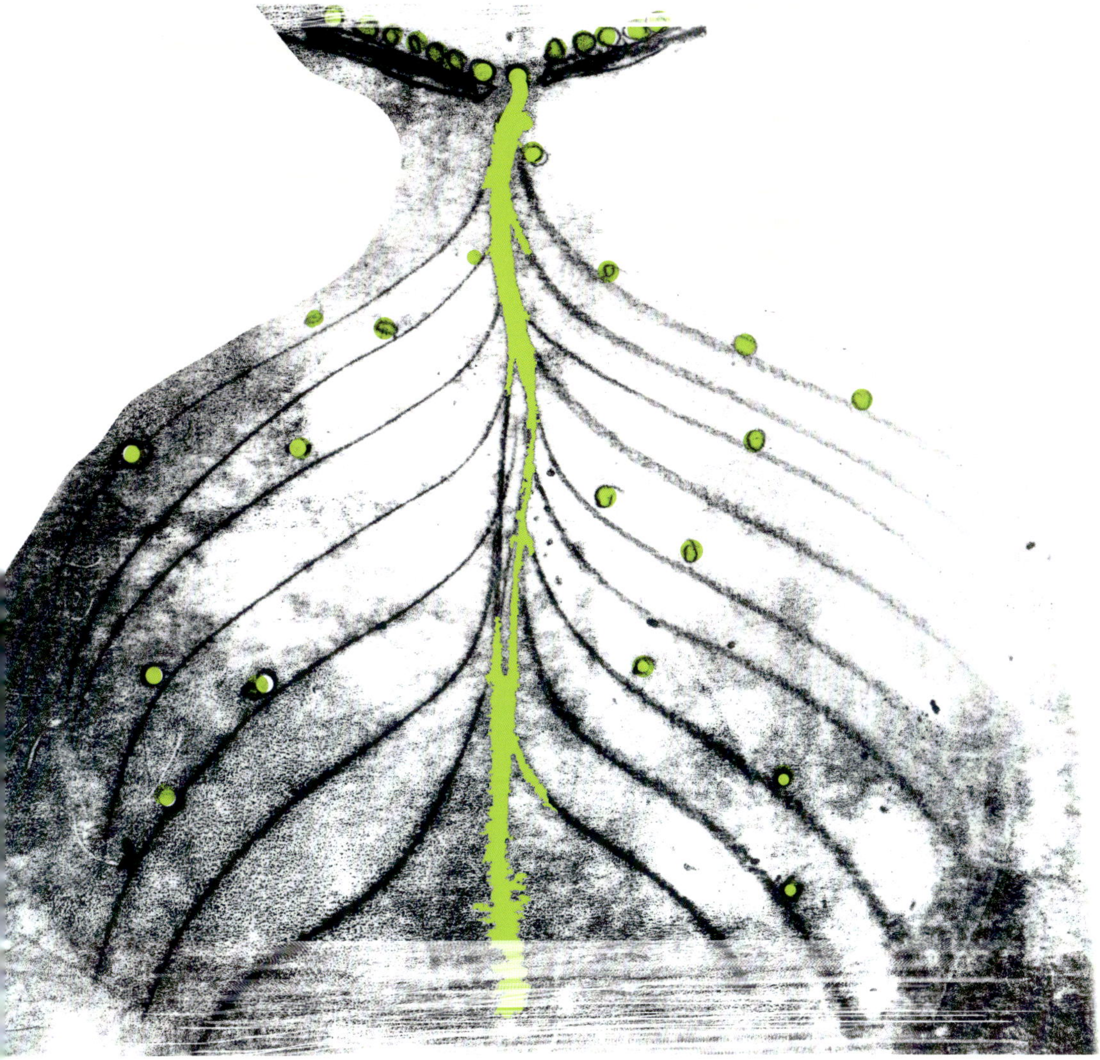

Der Parasympathikus entspringt im Hirnstamm. Er hat zwei ›Quellgebiete‹, die ventral (vorne) und dorsal (hinten) im Hirnstamm entspringen.

Der Sympathikus erhält Impulse aus dem Hirnstamm und dem Thalamus im Zwischenhirn, entspringt aber im thorakolumbalen System aus den Seitenhörnern des Rückenmarks.

3. Verhalten ist mehr als eine Störung im Schulunterricht

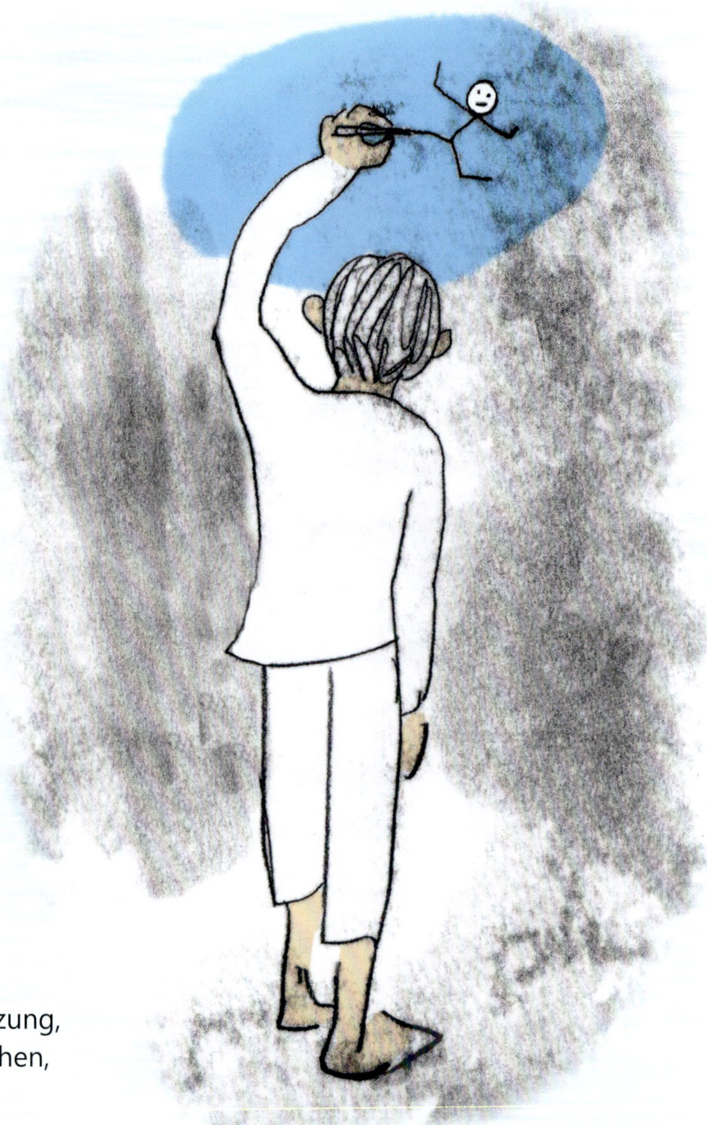

Verhalten
bedeutet: Futter
suchen, Fortpflanzung,
Kämpfen und Fliehen,
Tricks anwenden,
Signale austauschen
oder Miteinander-Spaß-Haben.

All diese Verhaltensweisen werden
durch das Autonome Nervensystem beeinflusst.

4. Co-Regulation bedeutet, dass wir unsere Zu- und Abwendung körperlich und spielerisch einregulieren können

Säugetiere entwickelten besondere soziale Verhaltensweisen, die durch das ANS mit gesteuert werden.

Das ANS hilft Säugetieren, sich gegenseitig zu regulieren: Sie regen sich zum Spielen und Kämpfen an. Und ... sie beruhigen sich durch die Sicherheitssignale ihrer Kommunikation. Letzteres wird als Co-Regulation bezeichnet.

Der Wissenschaftler Stephen W. Porges verwendet diesen Begriff im Zusammenhang mit seiner Forschung über die Psychophysiologie des Verhaltens.

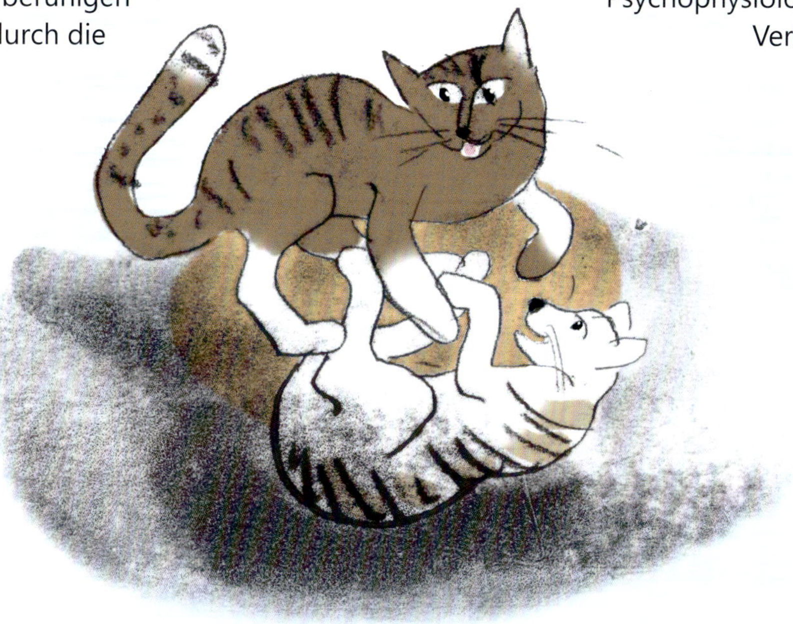

Der Physiologe und Psychologe Walter Bradford Cannon (1871-1945) erkannte, dass unser Körper entscheidend auf unser Verhalten einwirkt. Cannon entwickelte 1915 den Begriff ›fight-flight-response‹ – die Antwort des Autonomen Nervensystems auf Bedrohung. Später (1932) schrieb er das Buch »The wisdom of the body«, in dem er u.a. das Konzept der Homöostase beschrieben hat.

5. Das Kampf-Flucht-Verhalten schützt uns ...

... aber es sorgt auch dafür, dass unser Körper oft schneller ist als unser Verstand.

In extremen Gefahrenlagen sorgt das ›Kampf-Flucht-Verhalten‹ dafür, dass evolutionär ältere Gehirnteile die Regie übernehmen:

Denken und Fühlen werden in diesen Fällen durch autonome Reaktionen des Körpers gesteuert.

Befanden sich Steinzeit-Jäger trotz intelligenter Planung (evolutionär neuerer Gehirnteile!) in Lebensgefahr, übernahmen ältere Teile des Gehirns und das Autonome Nervensystem die Kontrolle über ihr Verhalten – bedeutet in diesem Fall: schnellstmögliche Flucht, ohne jede Möglichkeit bewussten Eingreifens.

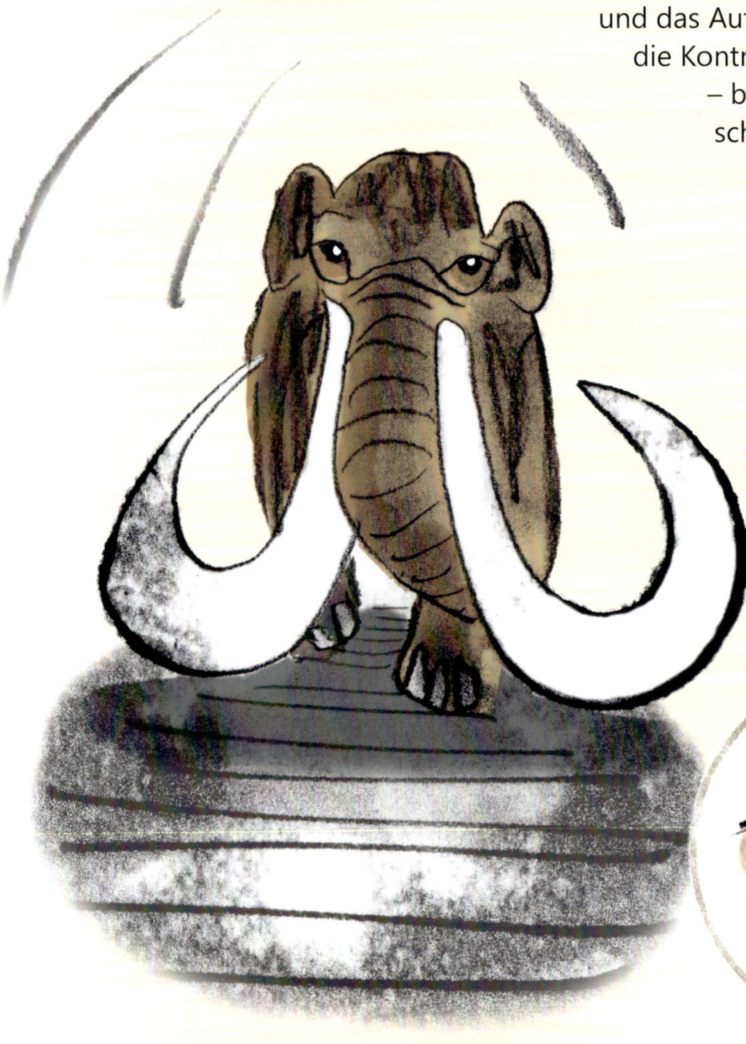

Das gilt auch heute noch:
Wenn wir in Gefahr sind oder unser Nervensystem eine Gefahr falsch erkennt, übernehmen die evolutionär frühen Überlebensmuster des Autonomen Nervensystems die Kontrolle und dominieren unser Verhalten.

Unser Autonomes Nervensystem hat also die Fähigkeit, schneller als unser bewusstes Denken auf Signale von Sicherheit oder Gefahr zu reagieren und der Situation angemessene körperliche Reaktionen auszulösen.

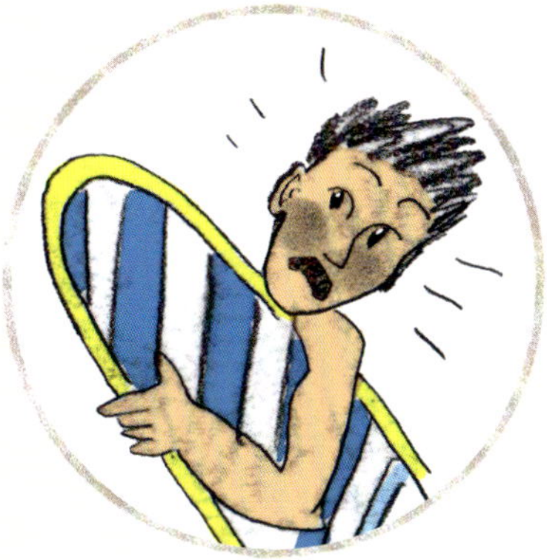

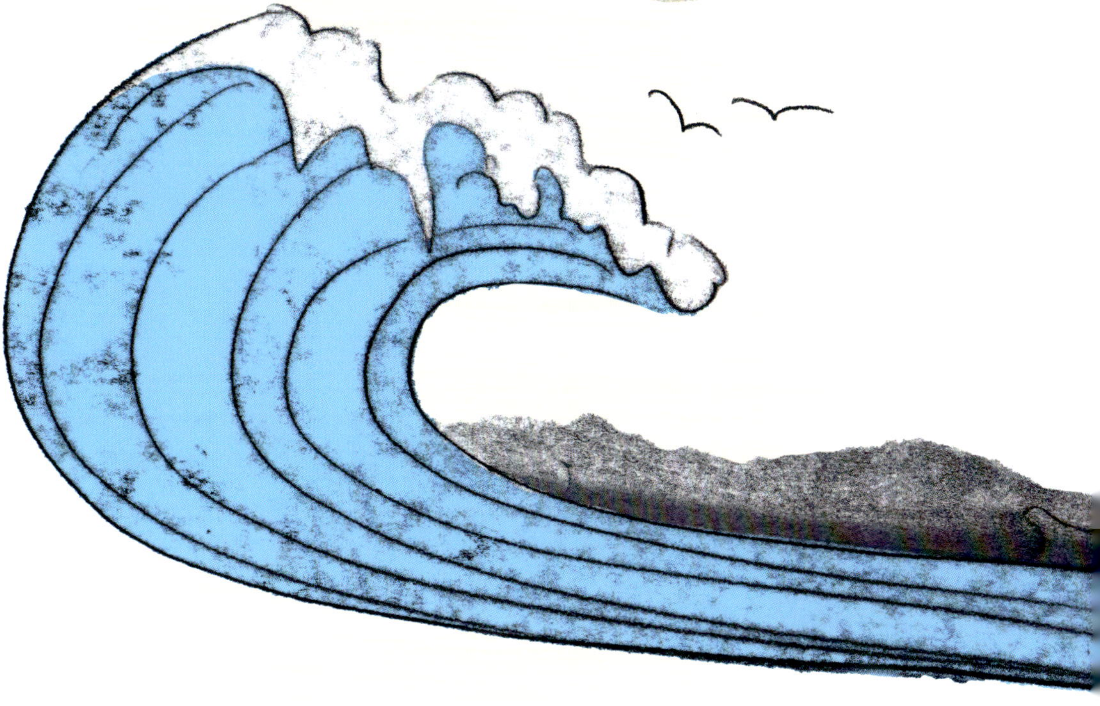

6. Neurozeption bedeutet, dass unterhalb unserer bewussten (!) Wahrnehmungsschwelle die ›wahrnehmenden‹ Verarbeitungen des Körpers einen Einfluss haben

Halten wir fest:
Unser Körper steuert auch unser menschliches Verhalten – und damit mittelbar a u c h unser Denken und Fühlen.
Daran ist das Autonome Nervensystem beteiligt.

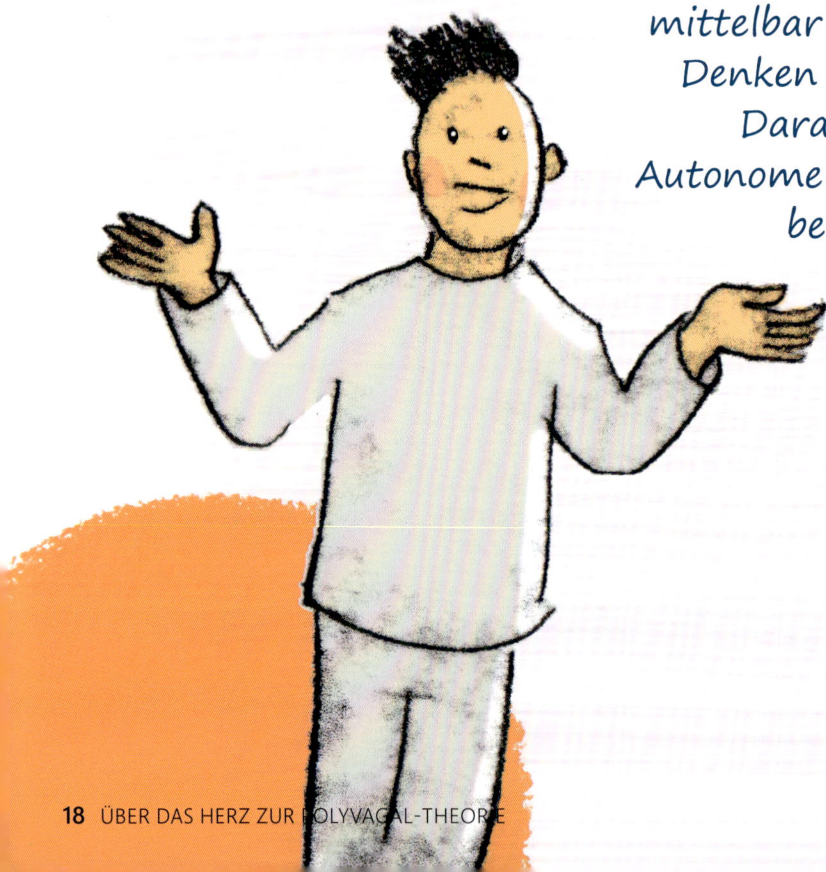

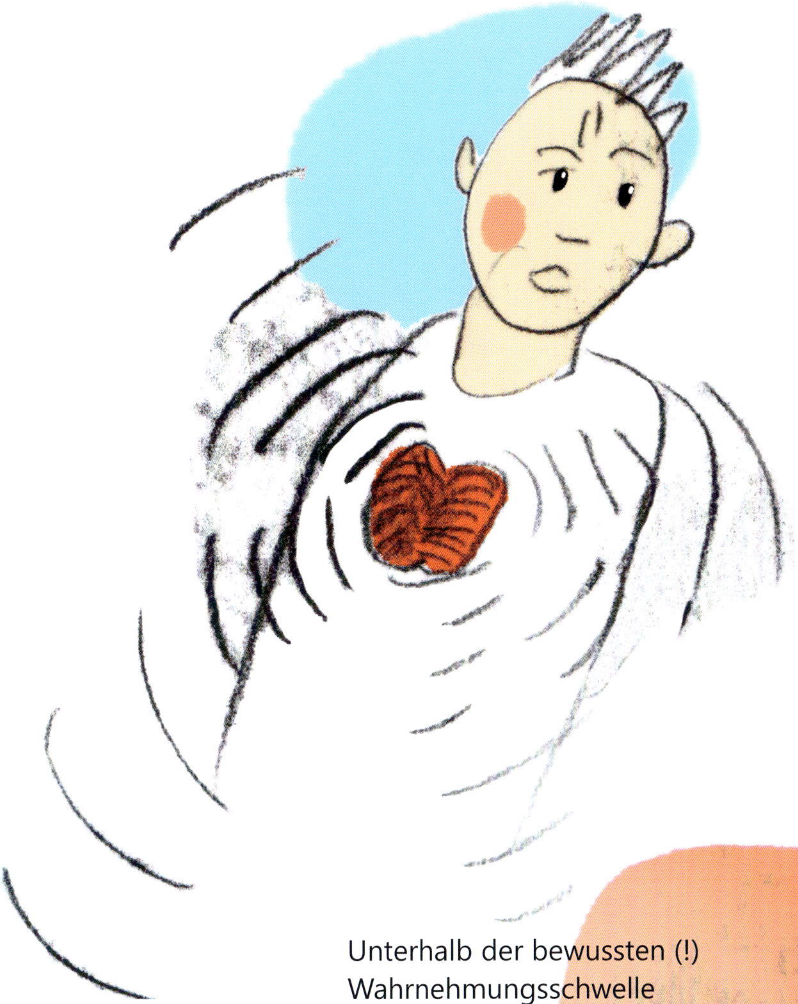

Unterhalb der bewussten (!) Wahrnehmungsschwelle beeinflusst ein Erkennen von Risiken reflexartig unseren Körper. Stephen Porges hat dafür den Begriff Neurozeption geprägt.

Das Autonome Nervensystem sorgt im Zusammenspiel mit der Amygdala für einen ›Sicherheitskreislauf‹ in unserem Körper. Der Körper bemerkt schneller als unser bewusstes Denken, ob wir uns in Sicherheit oder Gefahr befinden:
Das ist unsere Neurozeption.

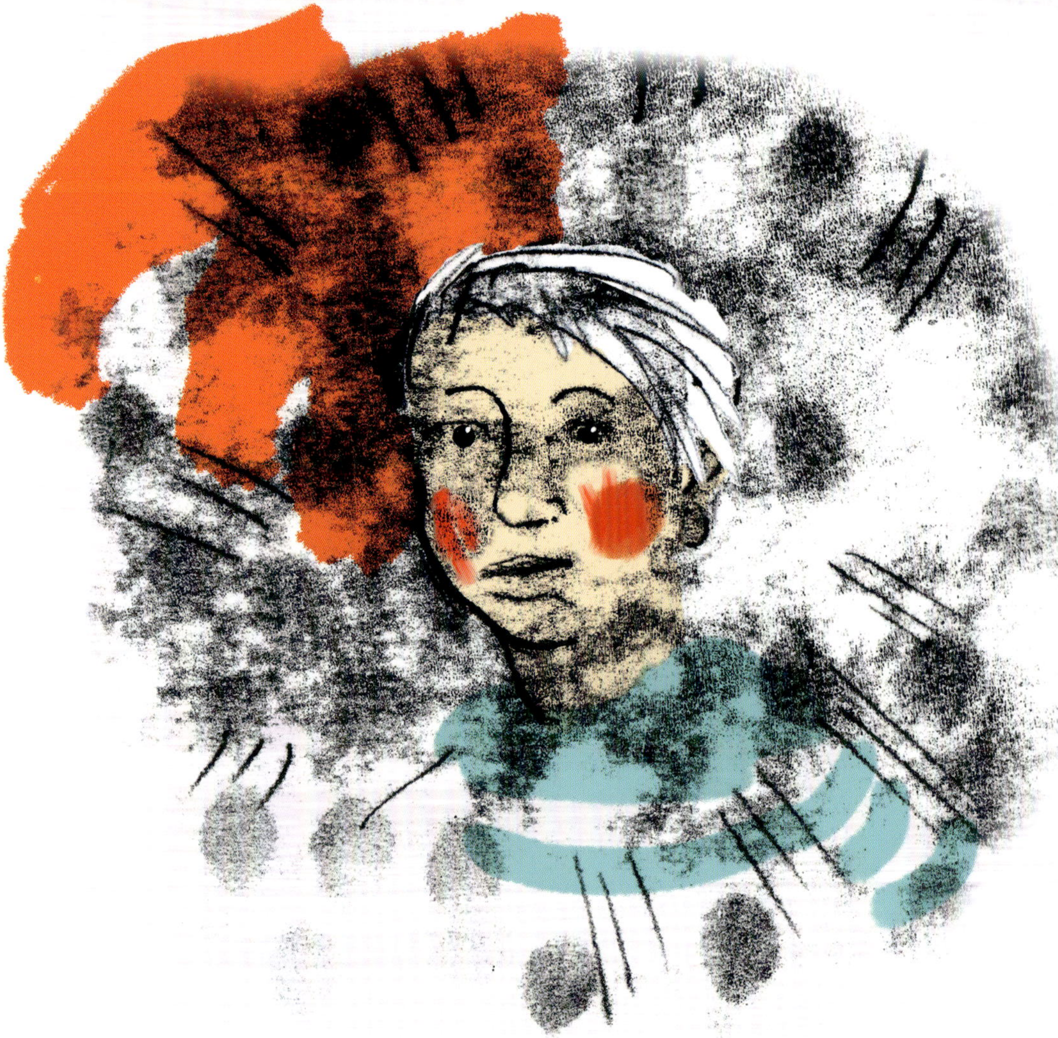

Peter ist als Kind von einem Hund gebissen worden. Der war groß und sah aus wie ein Wolf. Seither hat Peter, wen wundert es, starke Angst vor Hunden. Die Amygdala signalisiert ihm beim Anblick eines Hundes: ›Gefahr, Gefahr!‹

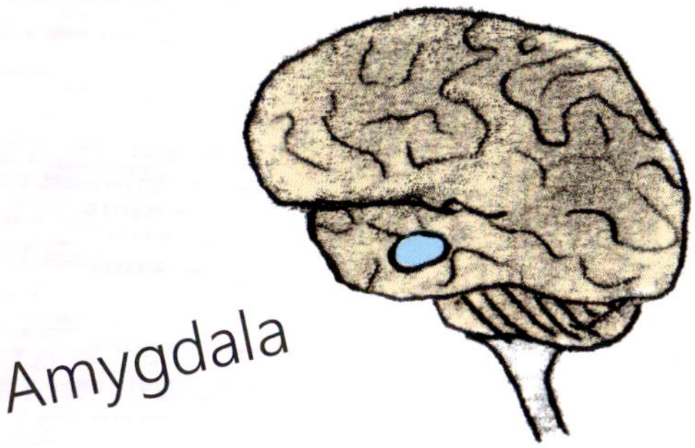

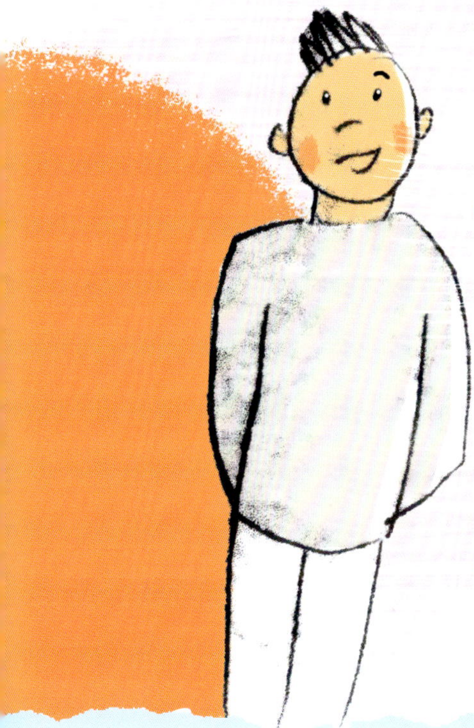

In Bruchteilen von Sekunden wird mit dem SYMPATHIKUS der Teil des Autonomen Nervensystems aktiviert, der Herzschlag und Blutdruck hochregelt, um Peters Flucht zu unterstützen.

Karl Friedrich Burdach (1776-1847) war ein deutscher Physiologe und Pionier der Neuroanatomie. Er beschrieb und benannte als erster verschiedene Gehirnareale, darunter den sog. Fasciculus arcuatus (gebogenes Bündel) und die Amygdala (aus dem Griechischen: Mandelkern). Die Amygdala ist ein kleines mandelförmiges Gebiet im Limbischen System (das zwischen der Großhirnrinde und dem Hirnstamm liegt). Hier erfolgt u.a. eine emotionale Bewertung von Informationen aus dem Körper und der Außenwelt.

7. Was TherapeutInnen dazu sagen

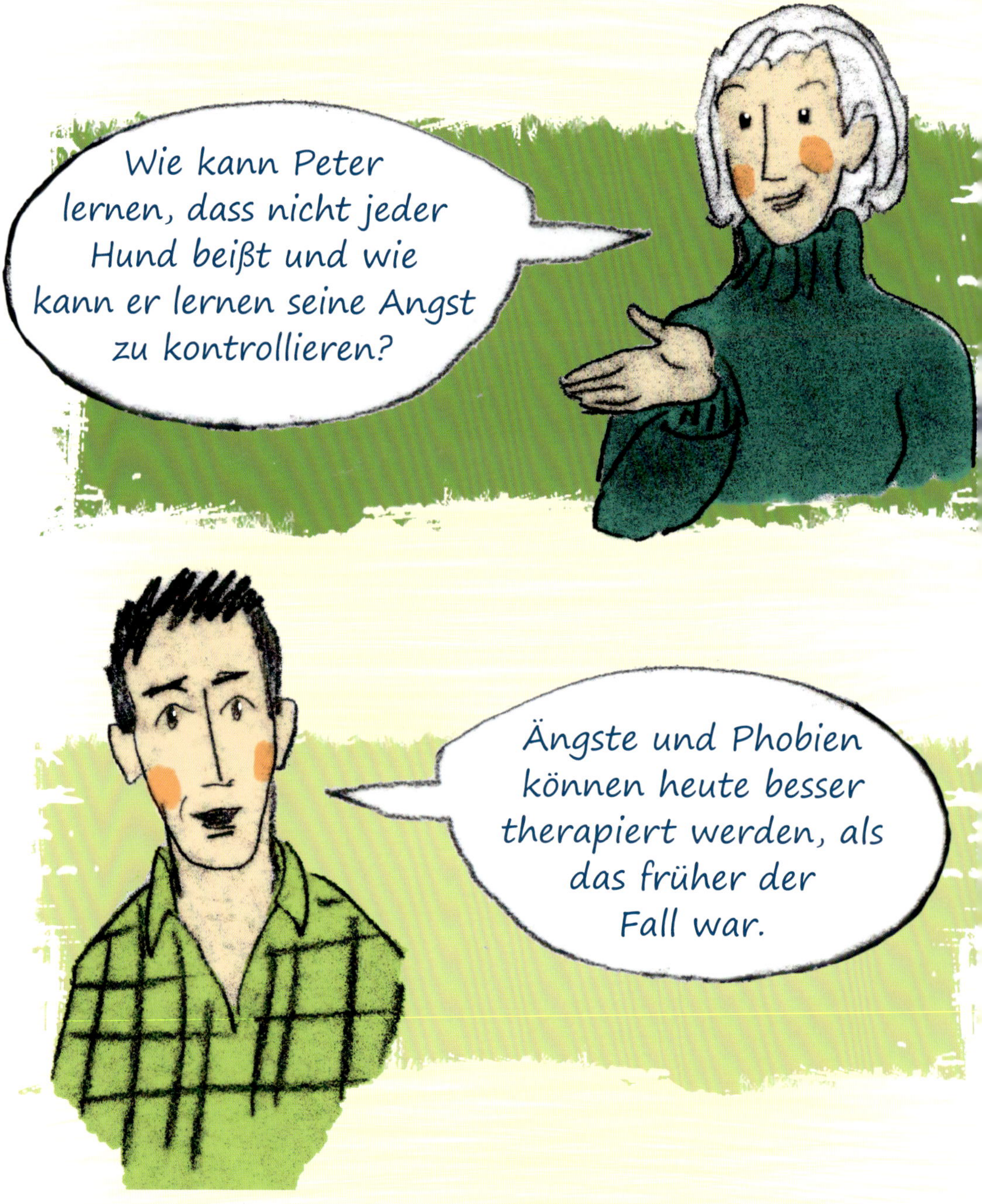
Wie kann Peter lernen, dass nicht jeder Hund beißt und wie kann er lernen seine Angst zu kontrollieren?
Ängste und Phobien können heute besser therapiert werden, als das früher der Fall war.

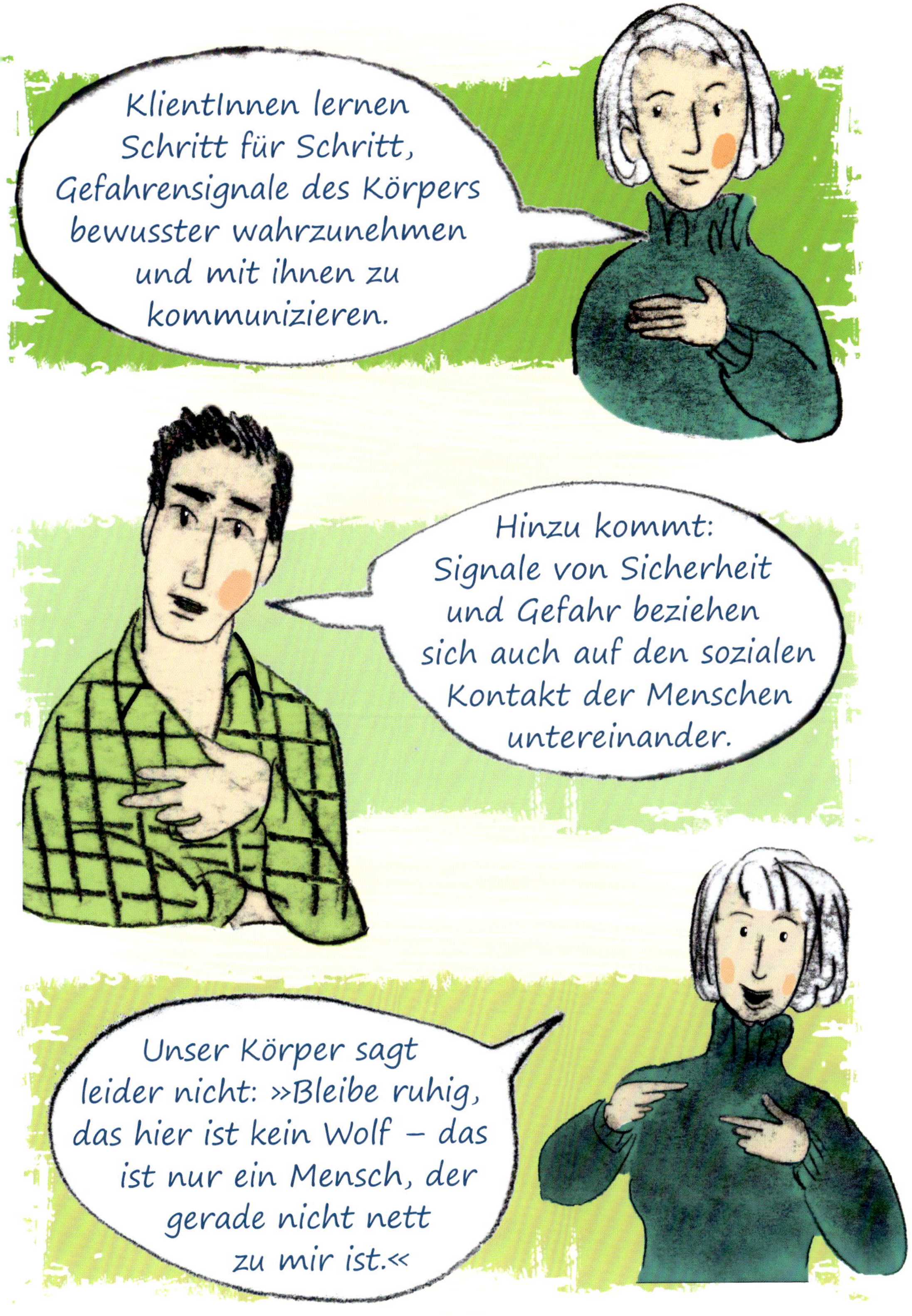
KlientInnen lernen Schritt für Schritt, Gefahrensignale des Körpers bewusster wahrzunehmen und mit ihnen zu kommunizieren.
Hinzu kommt: Signale von Sicherheit und Gefahr beziehen sich auch auf den sozialen Kontakt der Menschen untereinander.
Unser Körper sagt leider nicht: »Bleibe ruhig, das hier ist kein Wolf – das ist nur ein Mensch, der gerade nicht nett zu mir ist.«

8. Verhalten im Alltag

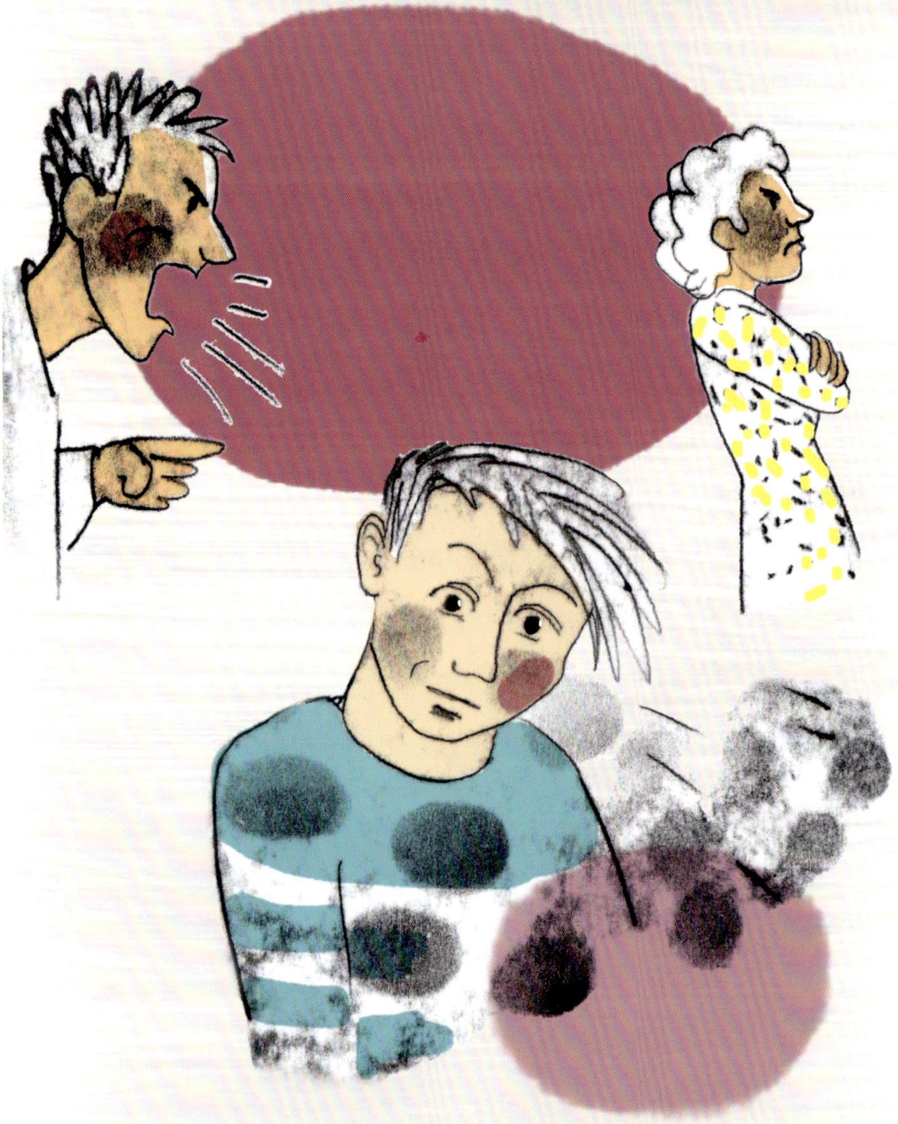

Auch im sozialen Kontakt gibt es Gefahrensignale: starre Blicke, sehr tiefe und sehr hohe Stimmen, aggressive Körperhaltung, erstarrte Mimik. Das Autonome Nervensystem mobilisiert uns unter Umständen mit erhöhtem Puls, erhöhter Wachsamkeit, Schwitzen etc., das heißt mit ›Sympathikus-Erregungen‹, in denen wir für Signale der Entspannung und Sicherheit eventuell nicht mehr zugänglich sind. Unser Kampf-Flucht-Modus ist eingeschaltet … z. B. wenn wir heftig streiten!

Peters Eltern streiten oft. Auch wegen der Sache mit dem Hund haben sie sich gestritten. Sein Vater meint, Peter solle sich »nicht so anstellen«. Der Hund sei ja kein Wolf gewesen. Die Mutter meint hingegen, Peter brauche therapeutische Hilfe. Sobald der Eltern-Streit wieder einmal eskaliert, fürchtet sich Peter ähnlich wie vor Hunden.

Und auch die Eltern befinden sich im Kampf-Flucht-Modus. Ihre Fähigkeit, Situationen sozial angemessen zu bewerten, wird durch einen älteren neuronalen Schaltkreis der Evolution außer Kraft gesetzt.

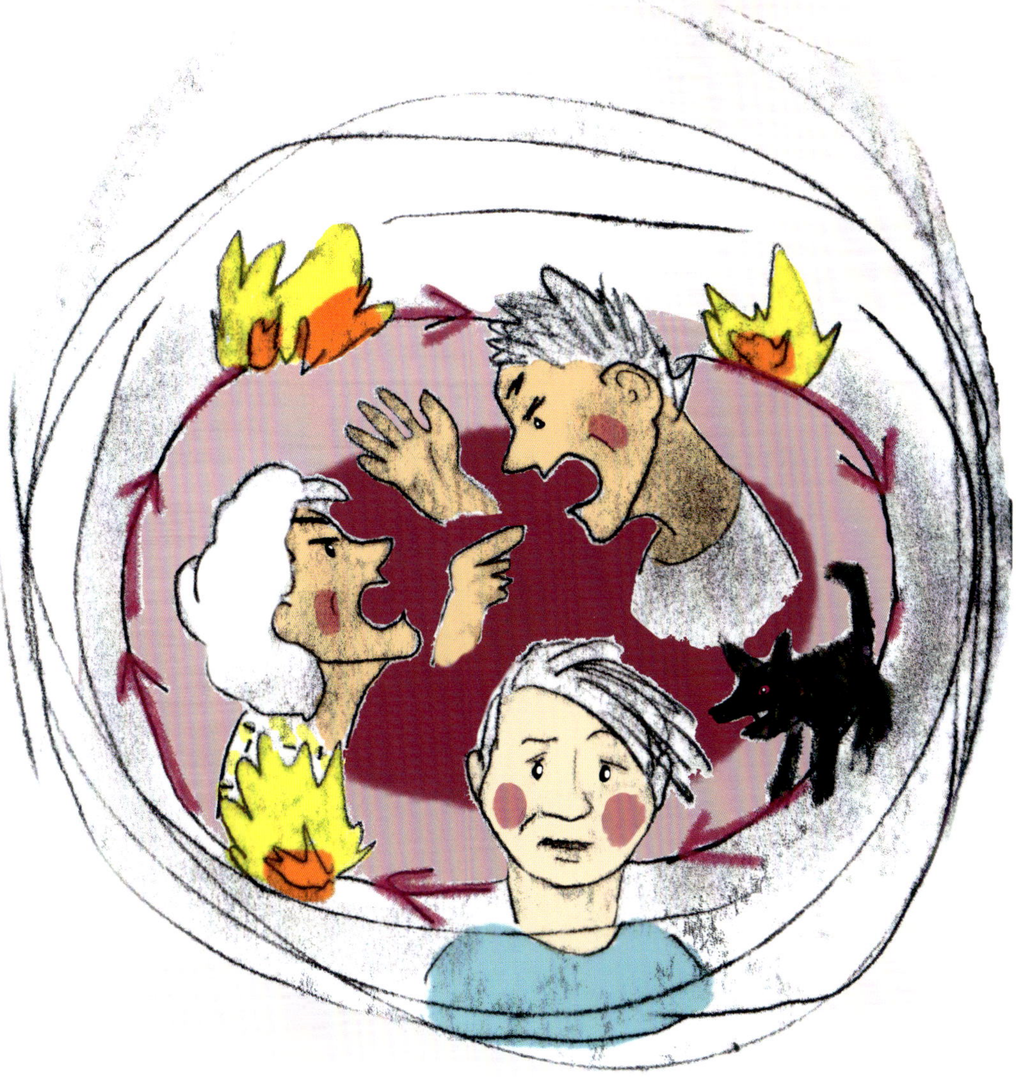

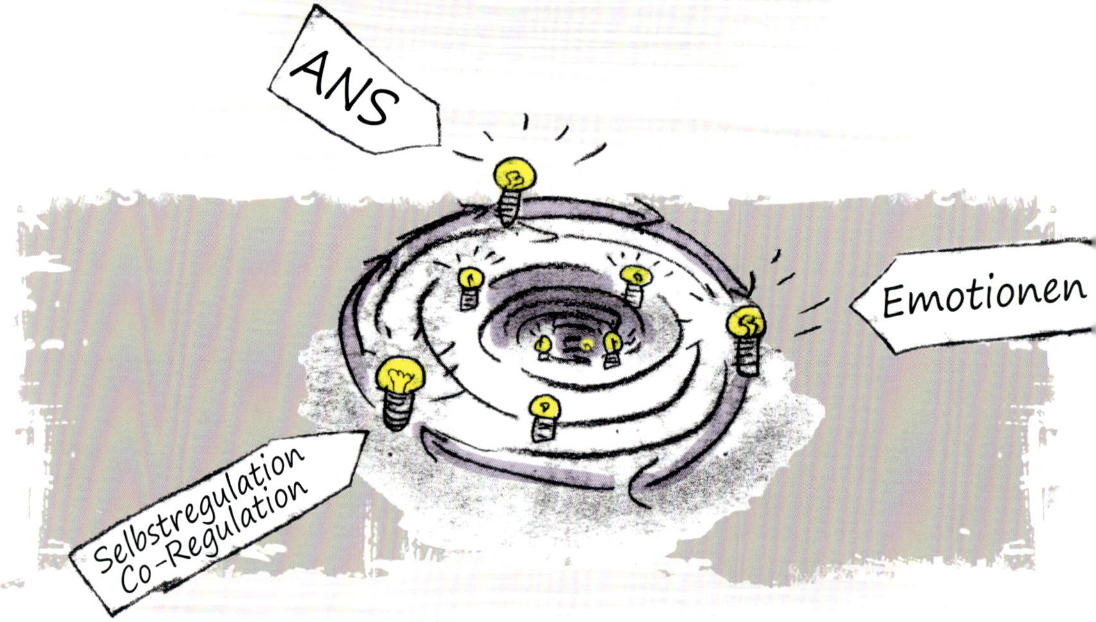

Das Autonome Nervensystem hat Einfluss auf Emotionen, Stimmungen und sogar Gedanken, die wir haben. Dies wiederum hat Einfluss auf unsere Fähigkeit zur Entspannung in uns selbst und miteinander. Im schlimmsten Fall entsteht auf diese Weise ein sich selbst erhitzender Kreislauf aus körperlichen Empfindungen und Emotionen, die sich wiederum in schlechten Gefühlen (siehe Literatur S. 69: Vaas 2000) und Gedanken weiter verstärken.

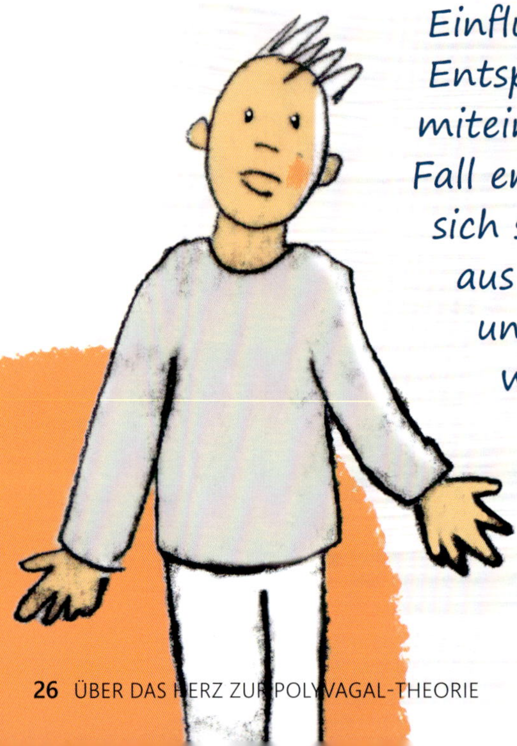

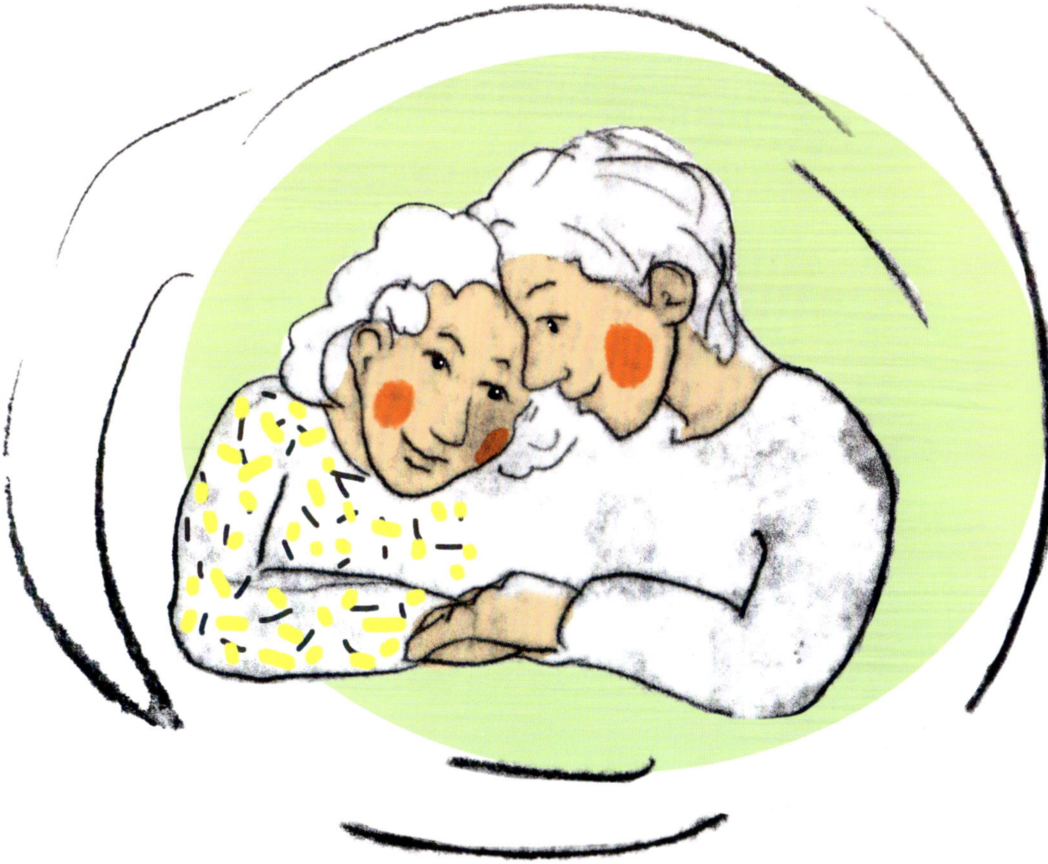

Die gute Nachricht:
Eltern streiten nicht nur. Sie kuscheln auch. Auch daran ist das Autonome Nervensystem beteiligt, genauer gesagt, der Parasympathikus – eine sehr sinnvolle Erfindung der Evolution.

9. Der Parasympathikus und was er in uns bewirken kann

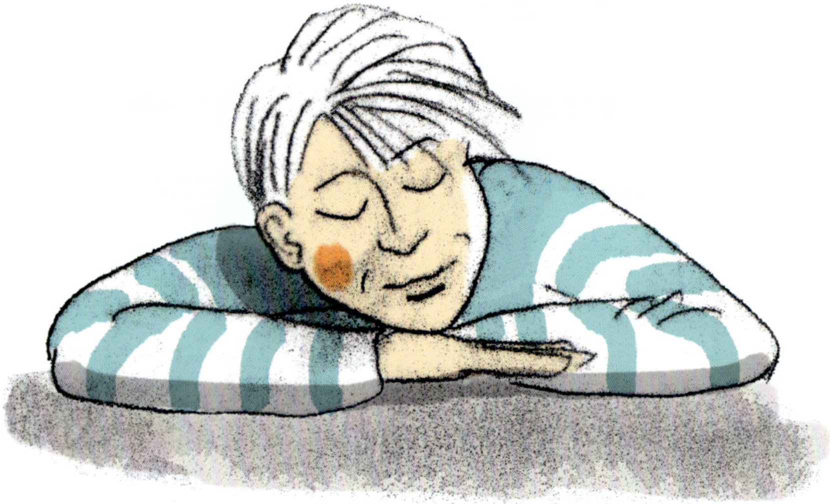

Der Parasympathikus sorgt dafür, dass Lebewesen nicht nur mobilisieren. Sie können im Gegensatz zum Mobilisieren auch ›herunterfahren‹. Einerseits wird so Energie eingespart. Andererseits kann sich auf diese Weise auch ihr Verhalten ändern, vom Kuscheln bis hin zum ›Totstellen‹, um Fressfeinde zu täuschen.

Das Totstellen ist der evolutionär älteste Effekt des Parasympathikus auf das Verhalten von Lebewesen, die ein Autonomes Nervensystem besitzen.

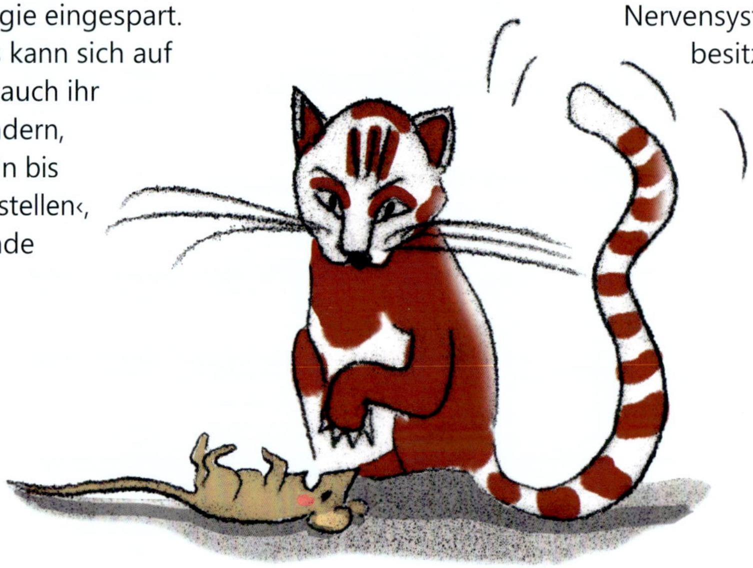

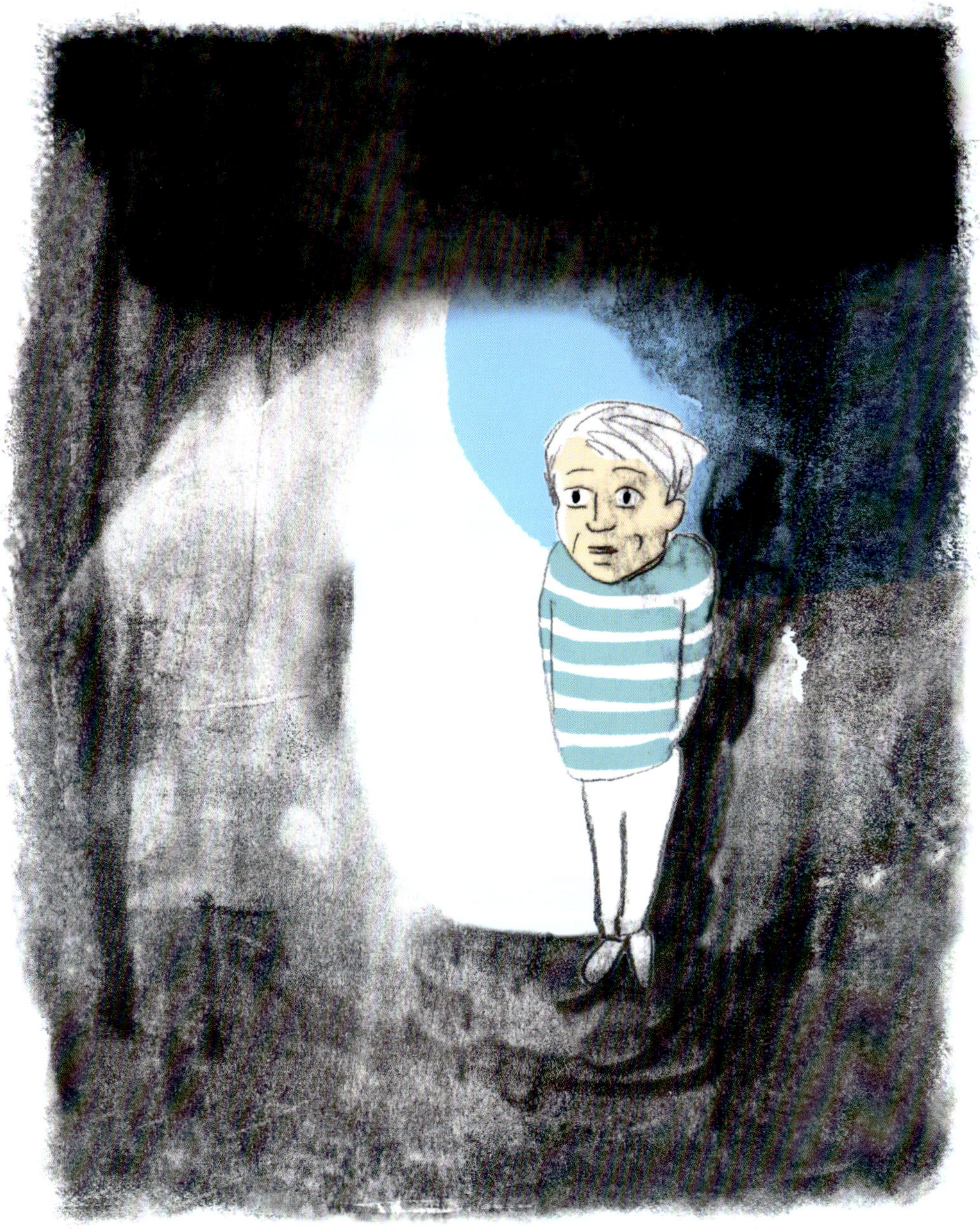

Das evolutionäre Erbe eines parasympathischen Verhaltens bei Lebensgefahr (Totstellen) spielt auch für den menschlichen Körper eine Rolle: Wir erstarren innerlich, wenn wir traumatisiert wurden. Der regulierende Kreislauf zwischen Nervensystem, Emotionen und Verhalten gerät in eine Schieflage. Wir leben nicht mehr in einem entspannten Zustand, in dem wir uns unserer körperlichen Empfindungen bewusst sind.

10. Was TherapeutInnen dazu sagen

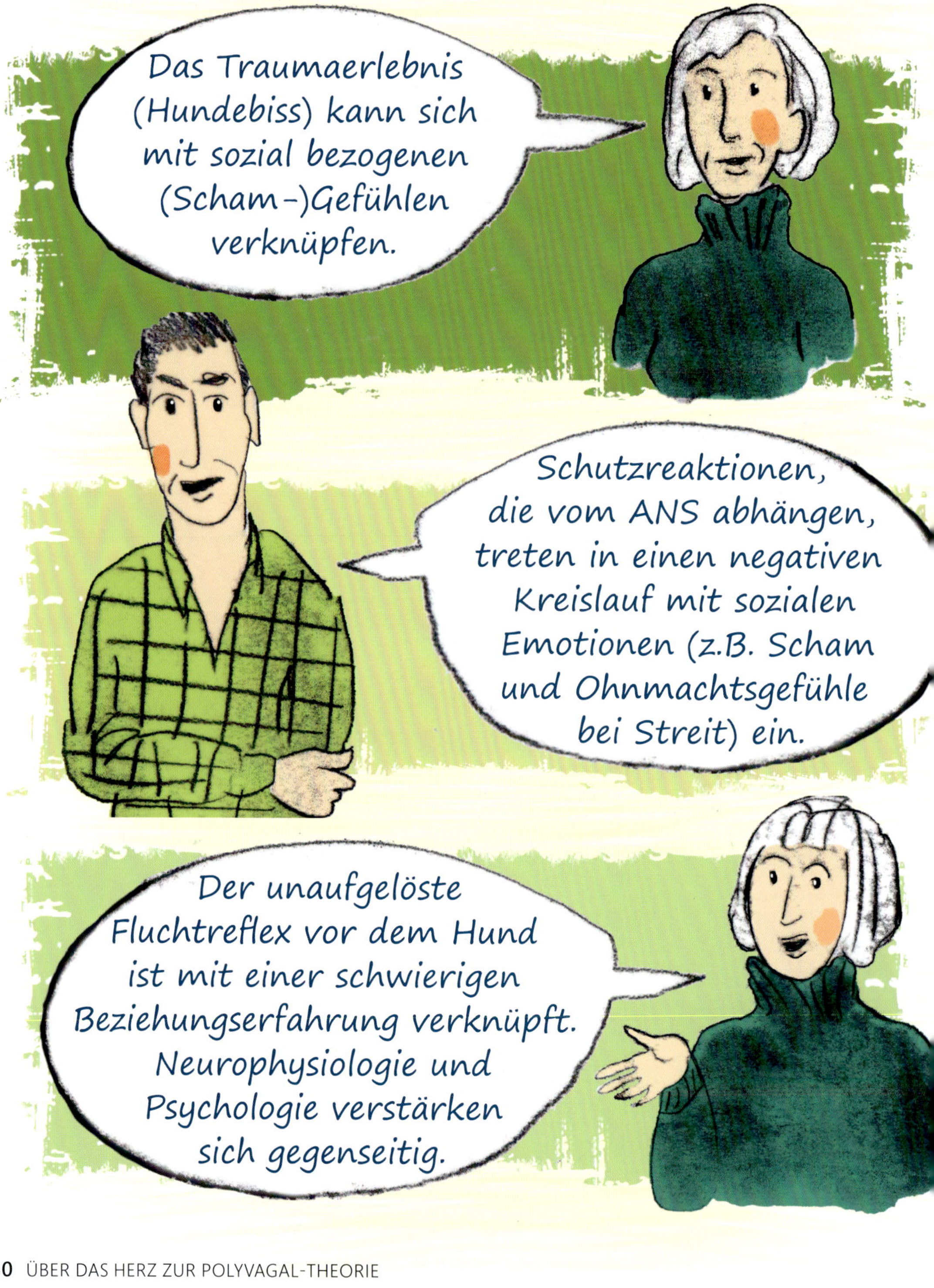
Das Traumaerlebnis (Hundebiss) kann sich mit sozial bezogenen (Scham-)Gefühlen verknüpfen.
Schutzreaktionen, die vom ANS abhängen, treten in einen negativen Kreislauf mit sozialen Emotionen (z.B. Scham und Ohnmachtsgefühle bei Streit) ein.
Der unaufgelöste Fluchtreflex vor dem Hund ist mit einer schwierigen Beziehungserfahrung verknüpft. Neurophysiologie und Psychologie verstärken sich gegenseitig.

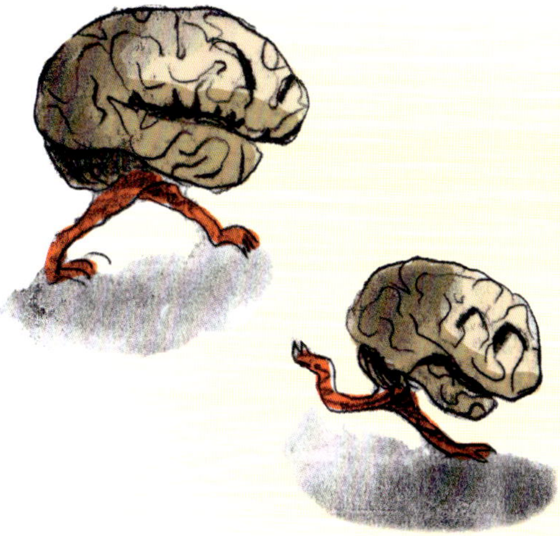

Vermutlich geht ein großer Teil unserer negativen Gefühle in Beziehungen auf Lernerfahrungen zurück, die durch Kampf- oder Fluchtreaktionen der evolutionär älteren Hirnareale mit ausgeprägt wurden.

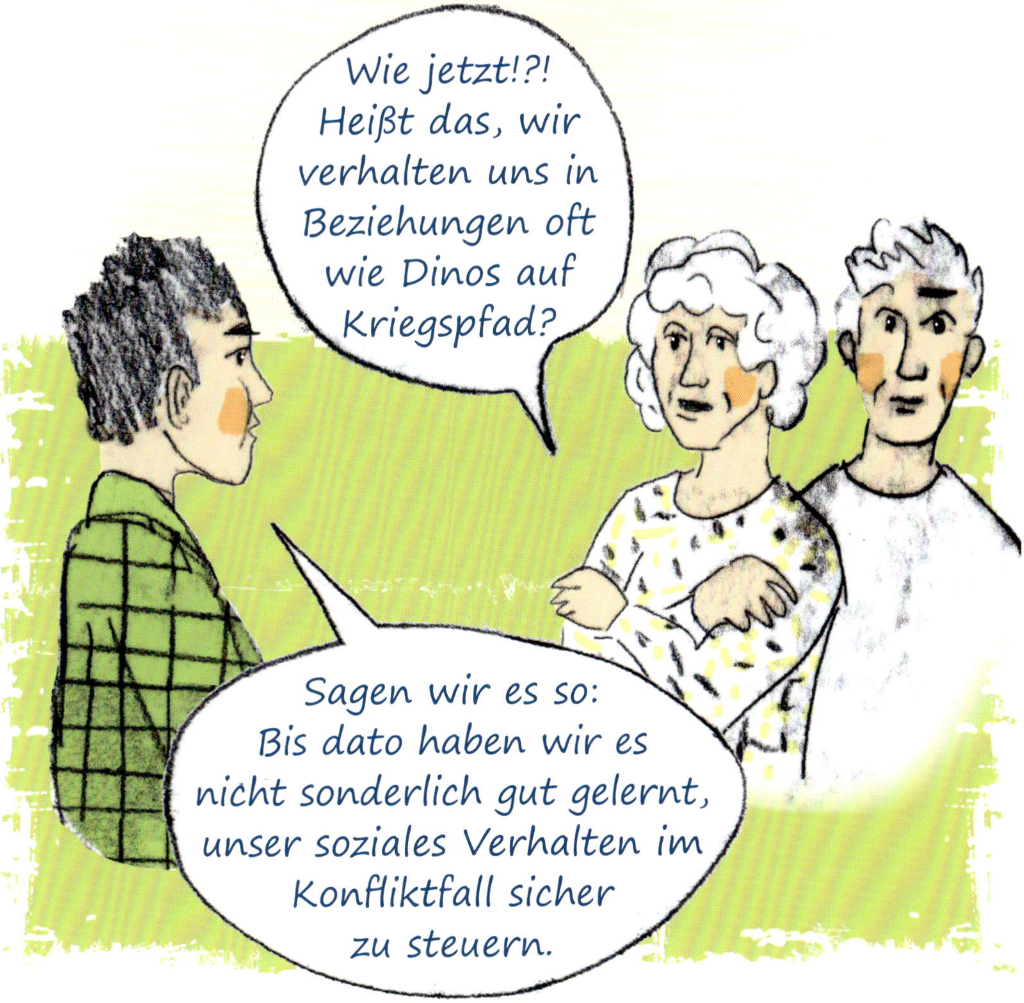
Wie jetzt!?! Heißt das, wir verhalten uns in Beziehungen oft wie Dinos auf Kriegspfad?
Sagen wir es so: Bis dato haben wir es nicht sonderlich gut gelernt, unser soziales Verhalten im Konfliktfall sicher zu steuern.

11. Das ›System für soziale Verbundenheit‹ sucht für uns Sicherheit, nicht Abkapselung

Um uns sozial und ›safe‹ zu verhalten, tragen wir eine körperliche Anlage in uns, das ›System für soziale Verbundenheit‹. Es beschreibt eine Grundveranlagung des Menschen: Wir haben die psychische Fähigkeit zu sozialem Verhalten und eine neurophysiologische Anlage dafür. Durch sie kann der Körper uns helfen, die Balance zwischen Mobilisierung und Beruhigung zu finden. Aber: Unser System für soziale Verbundenheit reagiert dabei auch auf Signale aus der Umwelt.

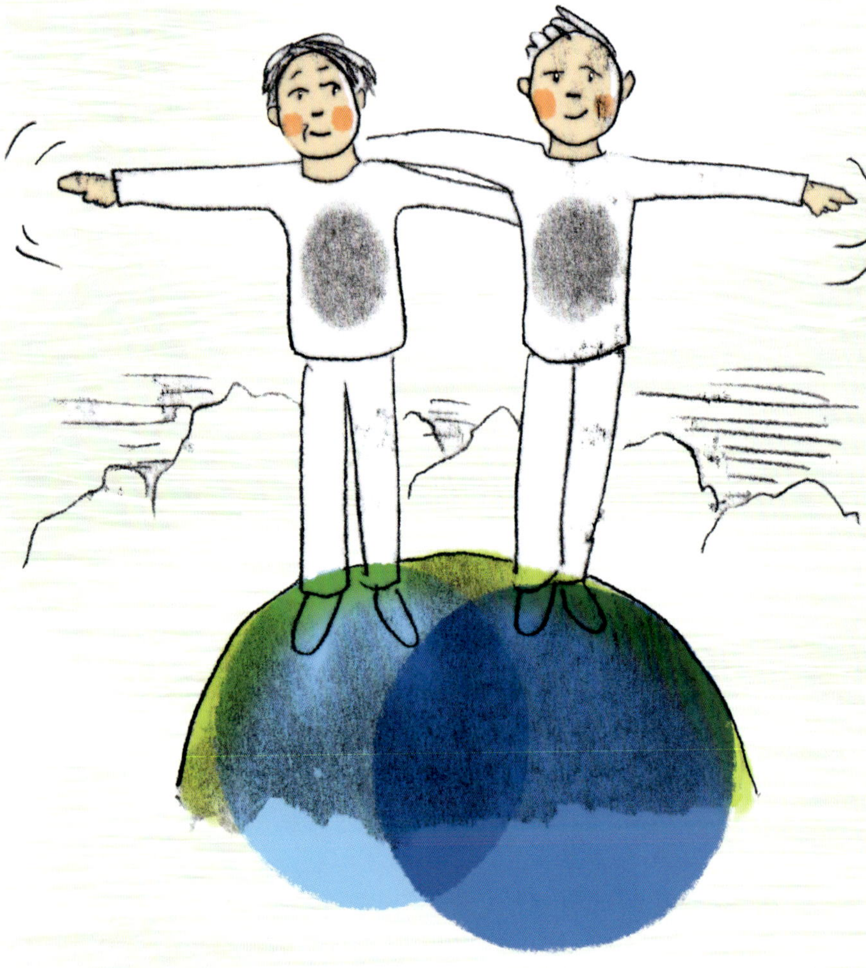

12. Umwelteinflüsse können unser Nervensystem dysregulieren

›Lichterloher‹ Lärm, ›Luftlosigkeit‹ (im Sinne ungesunder Luft) und Nahrungsangst überreizen das Nervensystem. Wir verlieren ein Gefühl innerer Sicherheit – die Fähigkeit zu entspannter Interozeption.

Zur Beruhigung hören wir Musik über EarPods, suchen emotionale Entlastung durch Essen, halten die Augen über Binge-Watching (›Komaglotzen‹) wach … und chatten schnell noch vor dem Einschlafen.

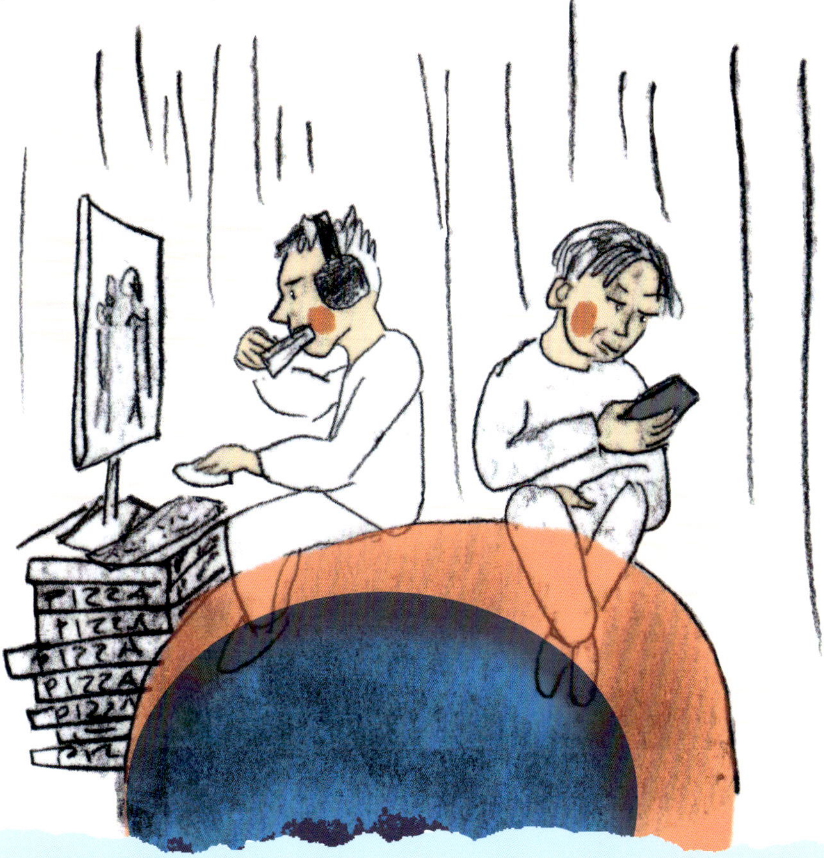

Interozeption bezeichnet unsere Kapazität und Fähigkeit, Signale aus dem Körperinneren zu spüren. Dazu gehören Empfindungen, die als somatosensorische Signale unserem Gehirn mitteilen, ob z. B. unser Magen gefüllt ist, oder ob unser Herz ruhig oder unruhig schlägt. Sinkt durch Stress unsere Fähigkeit zur entspannten Interozeption, gelingt auch eine selbstregulierende und entspannte Wahrnehmung der Umwelt nicht mehr.

Die beschriebenen Umweltsignale überfordern unser Autonomes Nervensystem. Wir bleiben angespannt und nervös, und empfinden uns als überdreht – ein physiopsychologischer Zustand von Anspannung und Wachheit. Das lebenswichtige innere Gleichgewicht (›Homöostase‹) des Körpers aus Spannung und Entspannung gerät in eine Schieflage. Stress unterdrückt die Co-Regulation im System für soziale Verbundenheit.

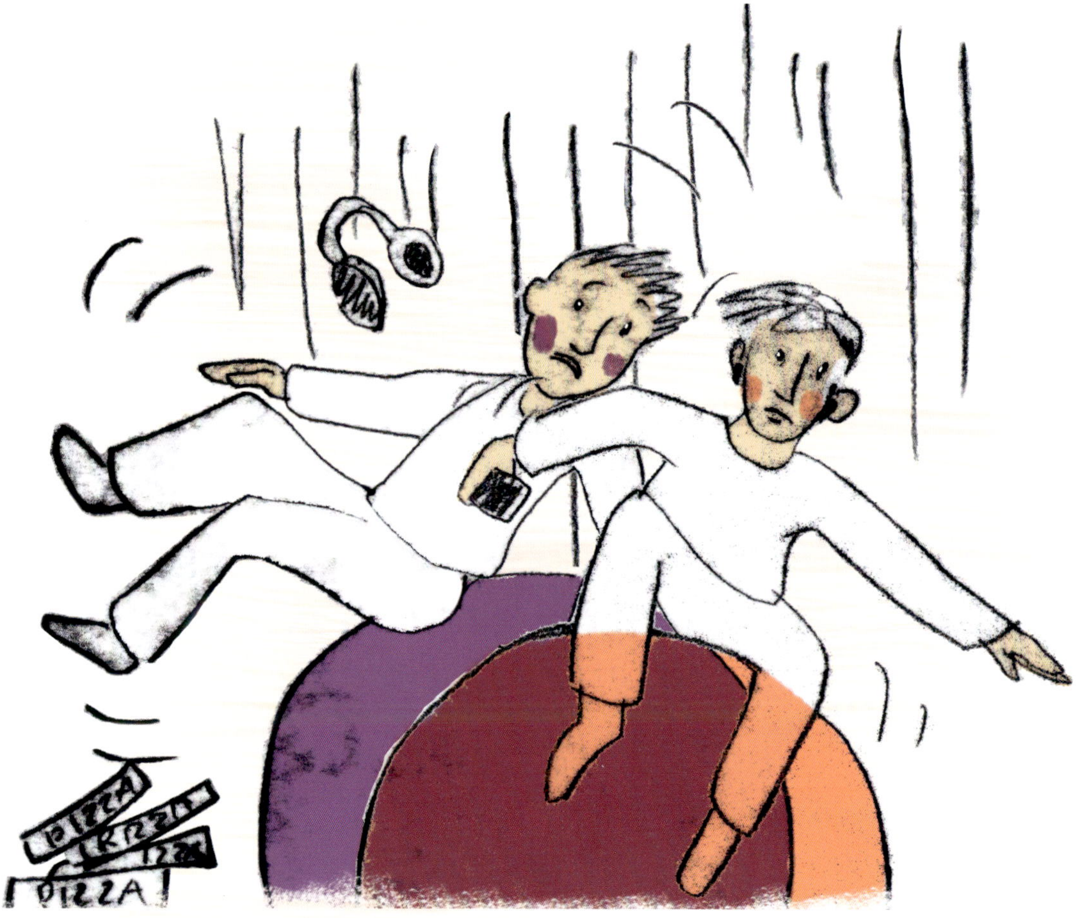

In einer solchen Überreizung rutschen wir auf einer ›evolutionären Rutsche‹ in die Vergangenheit: Wir können die sozial ausgerichtete Entwicklungsanlage von Säugetieren nicht mehr nutzen. Unser Verhalten wird durch evolutionär ältere Anlagen ›getriggert‹: Erschöpft und überfordert, gereizt und impulsiv werden wir zunehmend schwieriger im sozialen Kontakt – und gefährden damit andere und uns selbst. Psychiatrische Probleme häufen sich.

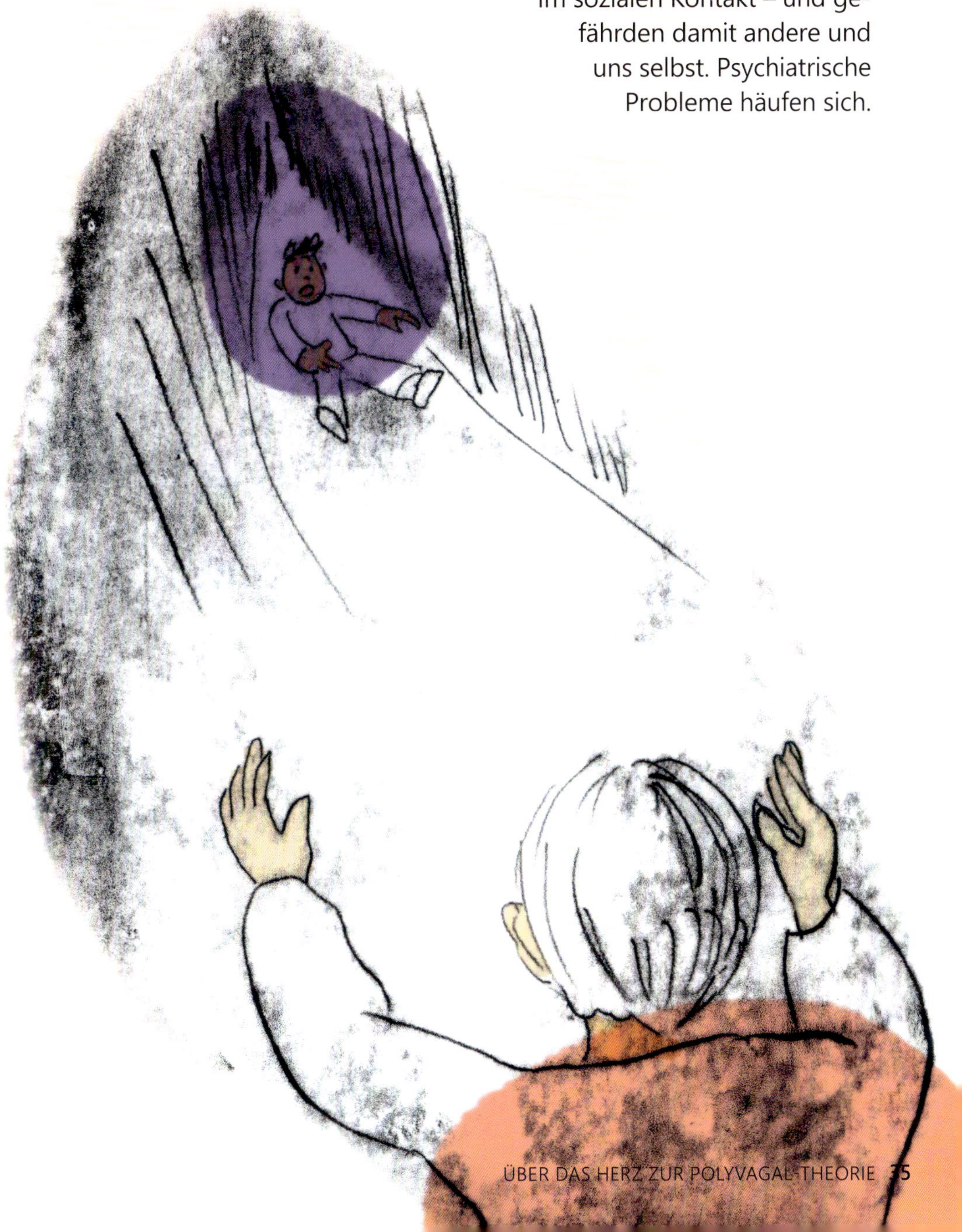

›Grüne‹ Städte (z. B. durch Urban Gardening) sind also, mit Blick auf unser System der sozialen Verbundenheit, keine Frage von ›Öko‹ – nein, hier verhalten sich Menschen sozialer.

Straßen, Schulen, Krankenhäuser und Ämter können Orte der Begegnung sein, die zu sozialem Verhalten einladen. Bislang dient unsere städtische Infrastruktur jedoch überwiegend der Funktion. Dieser Logik folgend sind viele Krankenhäuser wie auch viele Schulen eher kein Ort zum Wohlfühlen!?

Betrachtet die Politik das System für soziale Verbundenheit nur als Luxus, sind die Folgekosten hoch. Unsere Welt wird aggressiver und überreizter. Polyvagal-informierte TherapeutInnen sagen – dysregulierter!

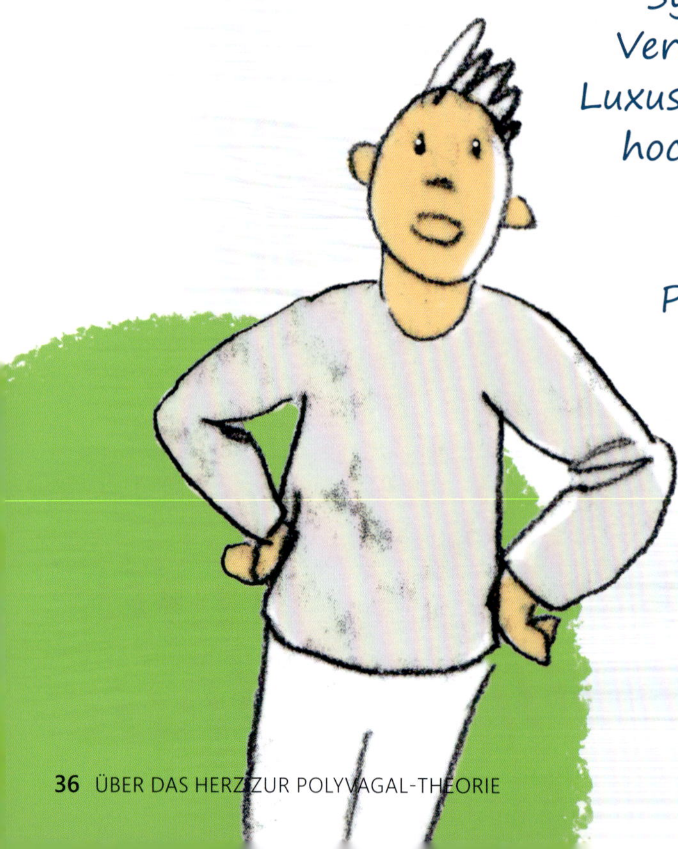

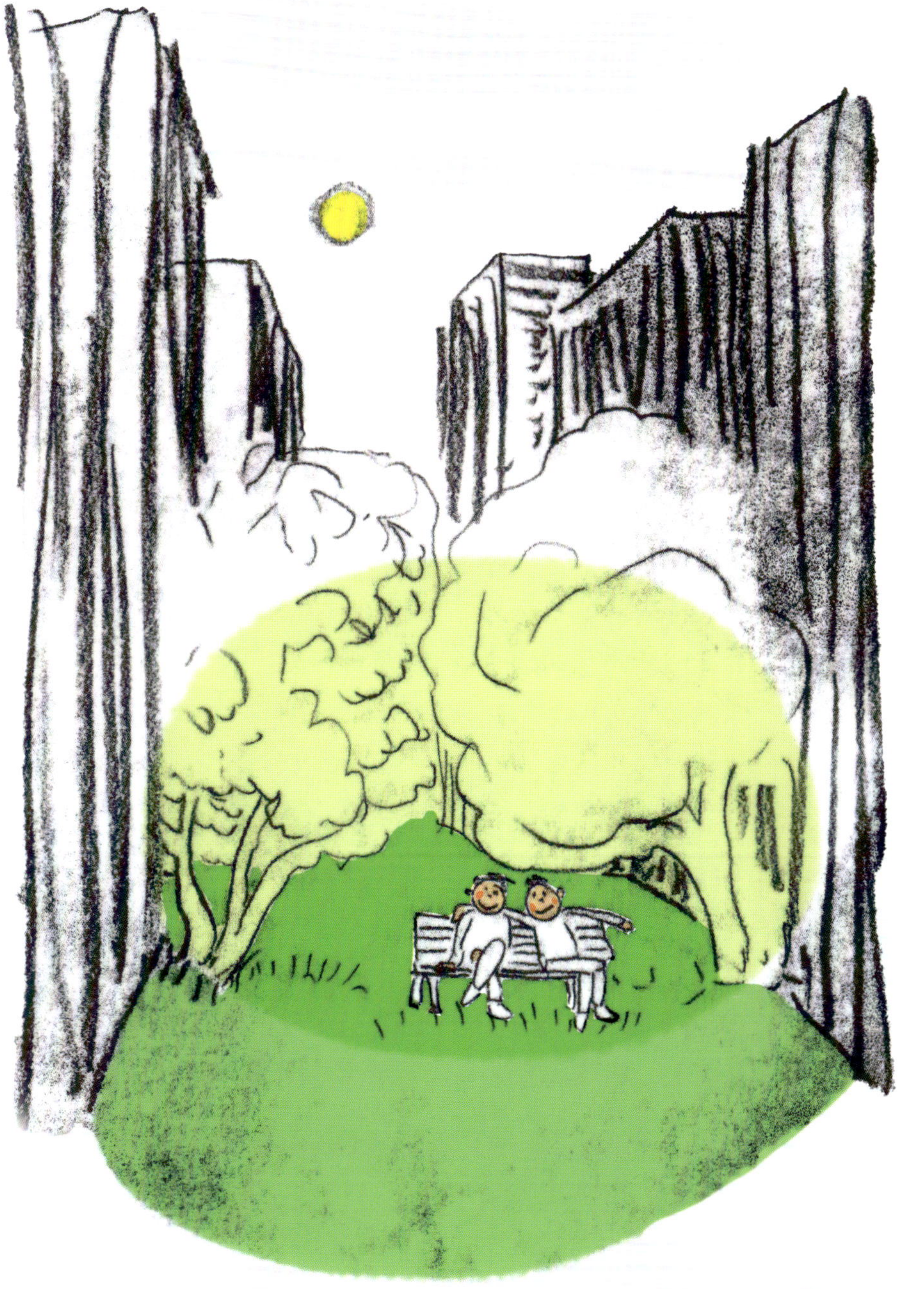

Es geht hierbei auch um eine ethische und soziale Botschaft, die wir der Polyvagal-Theorie von Stephen Porges entnehmen dürfen: Unsere Gesellschaft braucht eine andere Erzählung darüber, auf welche Weisen wir uns s i c h e r und entspannt fühlen, statt chronisch alarmiert und konfliktbereit durch die Welt zu laufen – egal ob in Familien, Schulen, Gesundheitssystemen und ähnlich sozial empfindlichen Orten.

13. Wie alles begann oder: Die Früchte der Wissenschaft

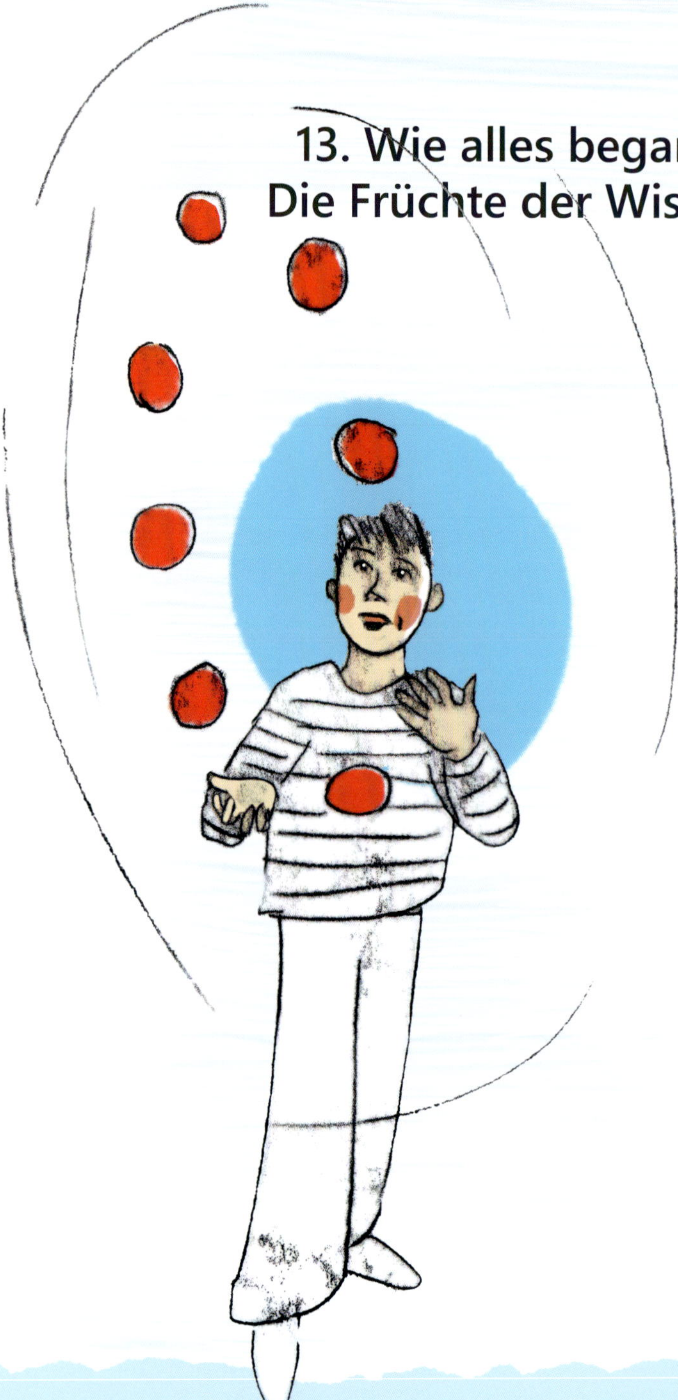

Zwischen Aufmerksamkeit, Denken und Fühlen gibt es spannende Zusammenhänge. Sie haben mit unserem Herzen zu tun.

Menschliche ›Aufmerksamkeit‹ gehört, wissenschaftlich gesehen, zum Bereich der Kognition – dem, was wir alltagssprachlich unter ›Denken‹ oder (beim Aufmerksamsein) unter ›Wahrnehmung‹ einordnen. Eine hoch konzentrierte Aufmerksamkeit (z.B. bei einem auf der Lauer liegenden Tier) ist ein kognitiver Prozess, auch wenn das eigentliche Denken umgangssprachlich für uns eher das Geschnatter unserer Gedanken (unserer Reden mit uns selbst) meint.

In den 60er Jahren galt:
Der Sympathikus reagiert auf unsere ›Aufmerksamkeit‹ und macht uns zu mehr oder minder gestressten, an Konkurrenz (weniger an Kooperation) ausgerichteten Wesen. Es war eine ›sympatho-zentrische‹ Weltsicht ... und dieser Sicht mißtraute der seinerzeit junge Wissenschaftler Stephen Porges:

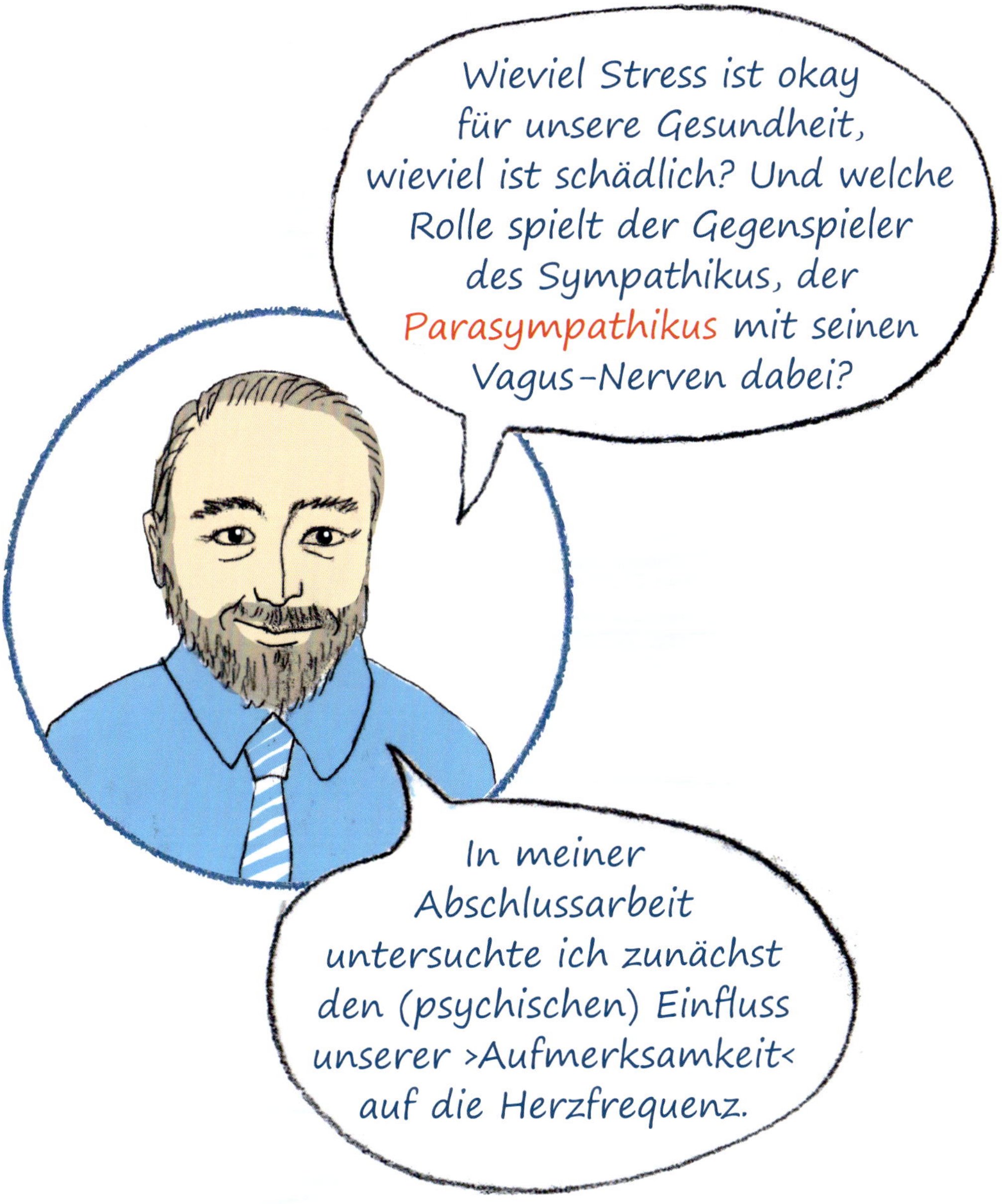
Wieviel Stress ist okay für unsere Gesundheit, wieviel ist schädlich? Und welche Rolle spielt der Gegenspieler des Sympathikus, der Parasympathikus mit seinen Vagus-Nerven dabei?
In meiner Abschlussarbeit untersuchte ich zunächst den (psychischen) Einfluss unserer ›Aufmerksamkeit‹ auf die Herzfrequenz.

14. Was auf unser Herz einen Einfluss hat

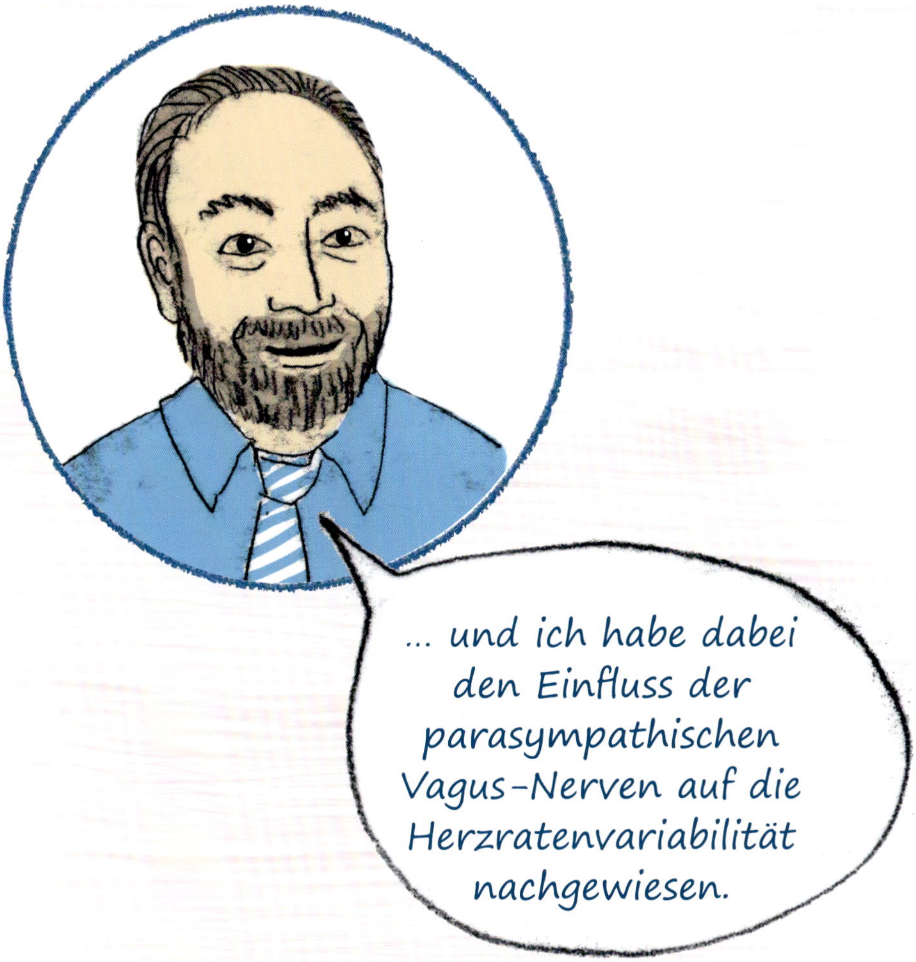
… und ich habe dabei den Einfluss der parasympathischen Vagus-Nerven auf die Herzratenvariabilität nachgewiesen.

Stephen Porges gelang es später, ein Messinstrument zu entwickeln, das den sogenannten vagalen Tonus (d. h. den Einfluss des Parasympathikus auf unser Herz) messen konnte. Grundsätzlich schien es klar zu sein, dass zu wenig vagaler Tonus nicht gesund für unser Herz ist.

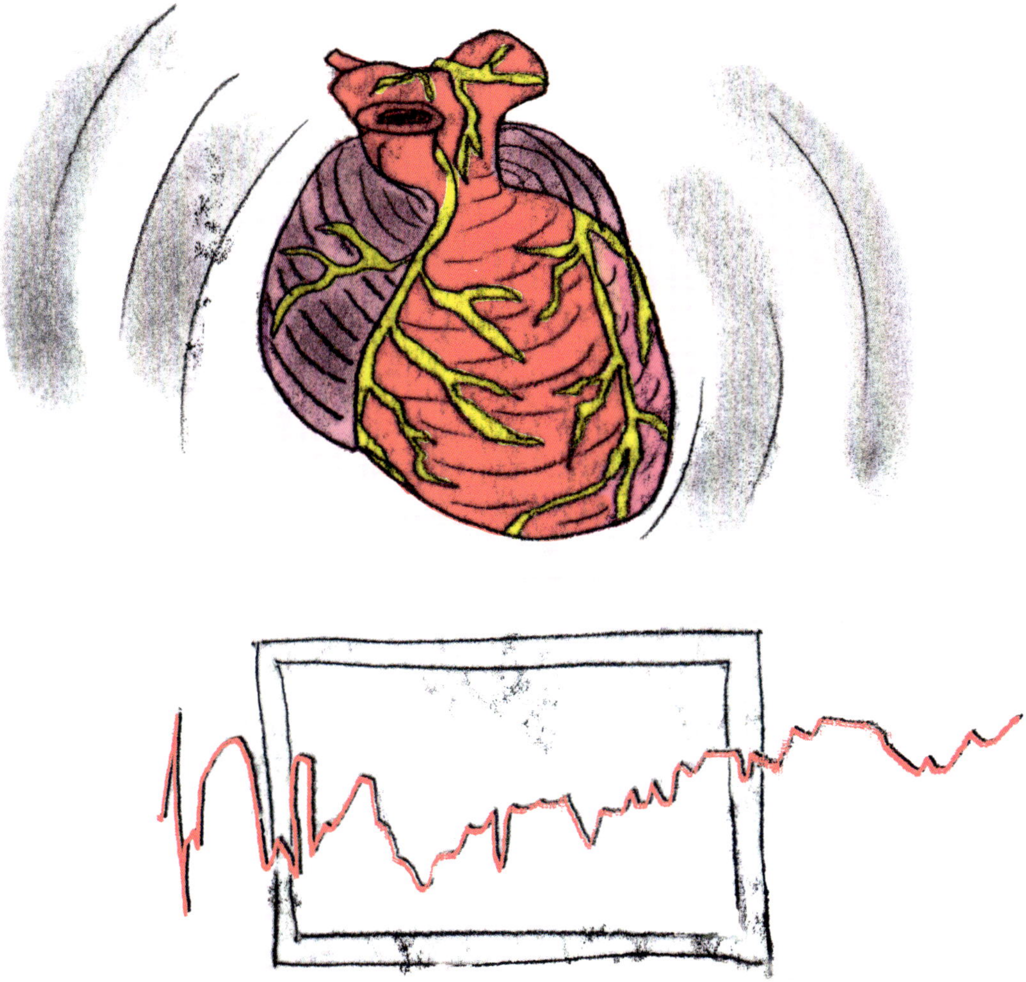

Ein variabel schlagendes Herz spiegelt neuronale Rückkopplungen wider, die das Herz regulieren, um homöostatische Funktionen zu optimieren – was weniger Stress bedeutet. Bei gespannter Aufmerksamkeit verringert sich die Variabilität der Herzrate (HRV); das heißt bei entspannter Aufmerksamkeit (wenn ich zum Beispiel durch einen Wald spaziere) erhöht sich die HRV.

Zu viel angespannte Aufmerksamkeit stresst also das Herz, weil der Sympathikus (als Antagonist des Parasympathikus) fortlaufend einer nötigen Entspannung des Herzens entgegenwirkt, was sich in rhythmischen Veränderungen der Herzfrequenz (d.h. der Herzratenvariabilität) widerspiegeln würde. Natürlicherweise hat dieser physiologische Prozess auch Einfluss auf die Psyche.

15. Das Vagus-Paradox

Aber es gab ein Problem: Ein Neonatologe, d. h. ein Arzt, der sich mit der Physiologie und der Pathologie Neugeborener beschäftigt, wies Stephen Porges in einem Brief auf einen Widerspruch in seinen Schlussfolgerungen hin.

Porges berichtet: »Der Briefschreiber erklärte, er habe gelernt, vagaler Tonus sei für Neugeborene grundsätzlich nachteilig und könne sie sogar töten, und zum Schluss erklärte er, vielleicht sei einfach zu viel des Guten schlecht (...).«

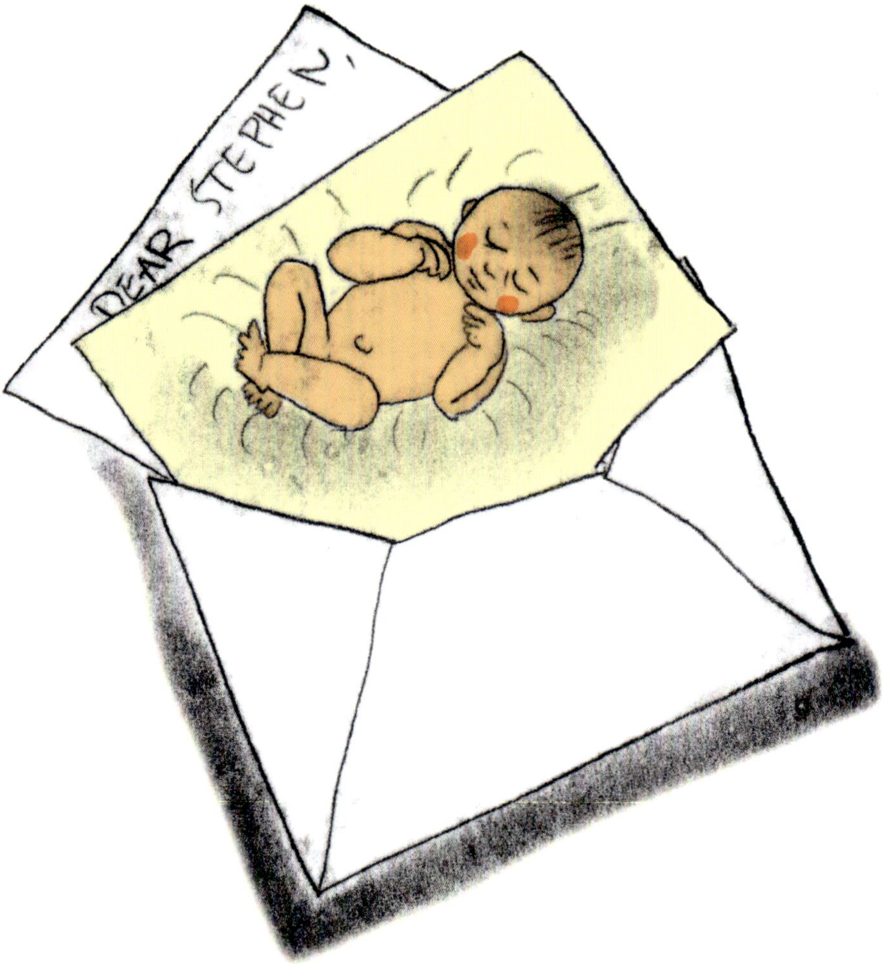

Stephen Porges berichtet weiter: »Nun stellte sich heraus, dass es möglicherweise zwei unterschiedliche vagale Wirkungen auf die Herzfrequenz gab: eine schützend wirkende und eine potentiell tödliche.«

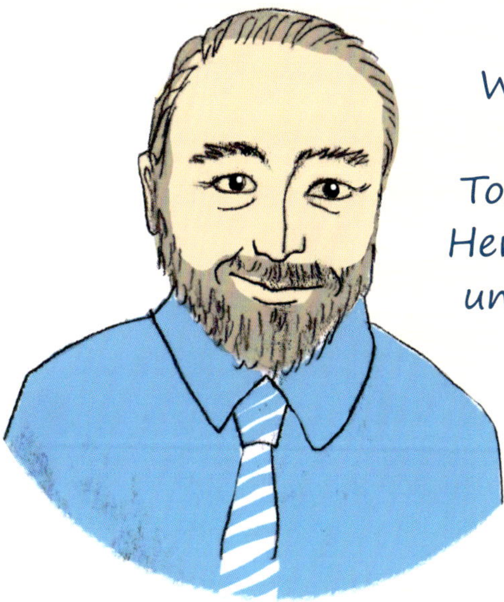

War also zu viel oder zu wenig ›vagaler Tonus‹ schlecht für das Herz? Oder gab es zwei unterschiedliche vagale (parasympathische) Wirkungen auf das Herz?

Stephen Porges wollte diesen Widerspruch – das Vagusparadox – aufklären …

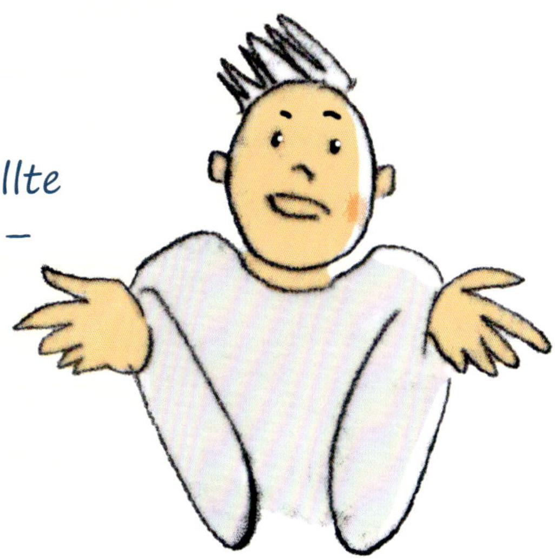

16. Regulation im Kontakt mit der Welt: der Vagus-Nerv

Es ging nun darum, ein tieferes Verständnis über das Autonome Nervensystem und seine evolutionär verankerten Funktionen zu entwickeln. Wie funktionierte unsere innere und äußere Balance in diesem Nervensystem?

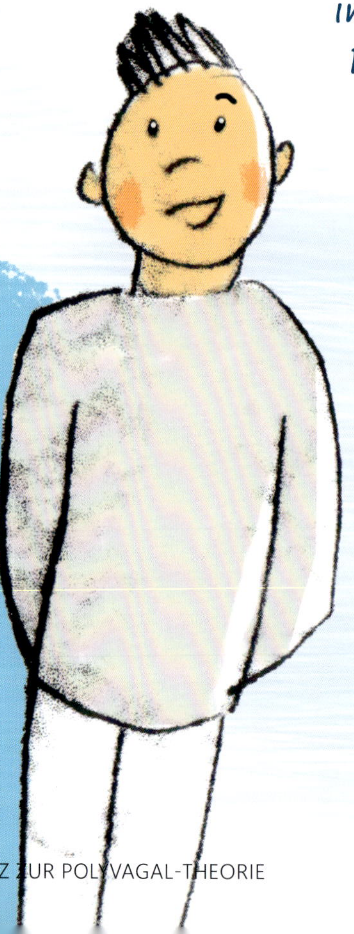

Antworten darauf sollte die Polyvagal-Theorie geben.

Die Polyvagal-Theorie beschreibt, wie unser Autonomes Nervensystem im Zusammenspiel mit dem Zentralen Nervensystem und dem Gehirn interagiert. Dabei entsteht eine ›neuronale Plattform‹, durch die wir zu einem komplexen sozialen Verhalten in der Lage sind – das System der sozialen Verbundenheit. Der von Stephen Porges so benannte ›ventrale Vagus‹ spielt in diesem System eine zentrale Rolle bei der Co-Regulation unseres sozialen Verhaltens.

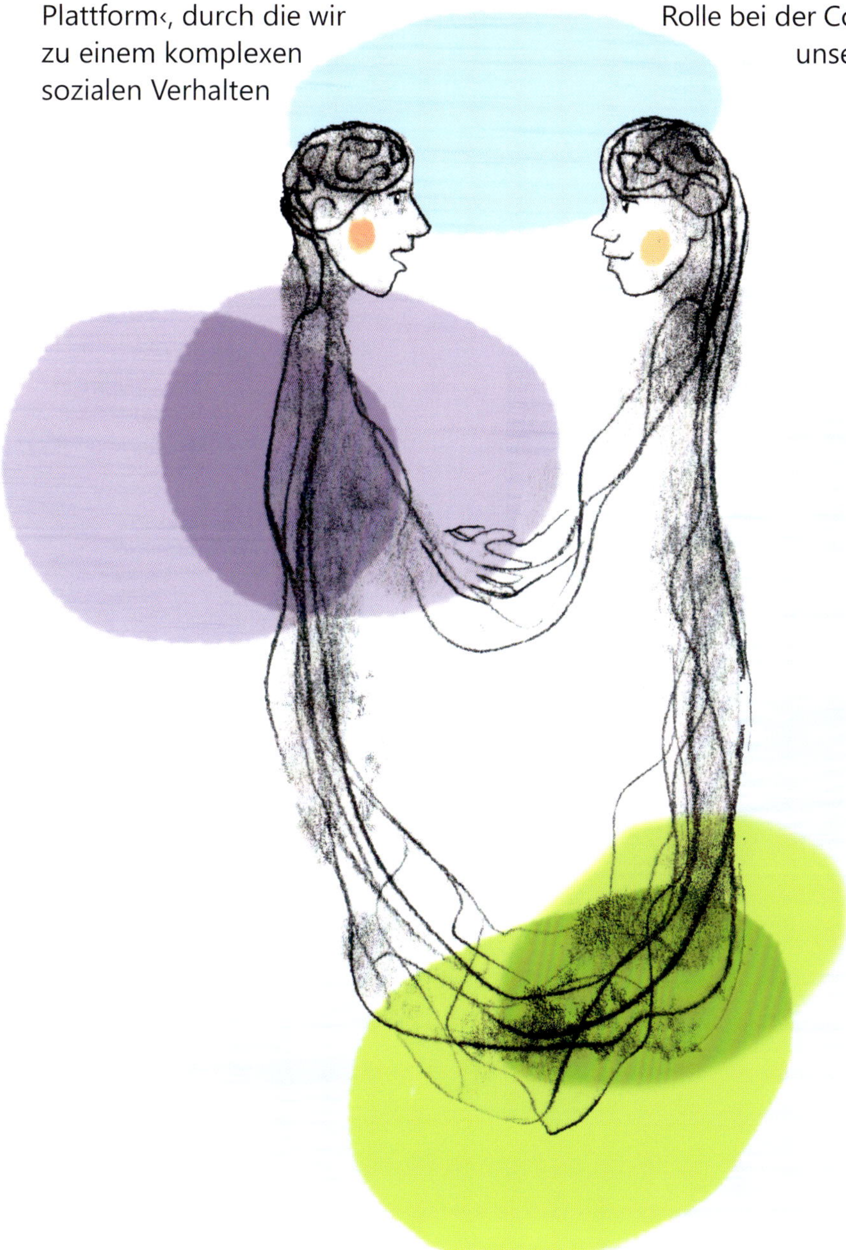

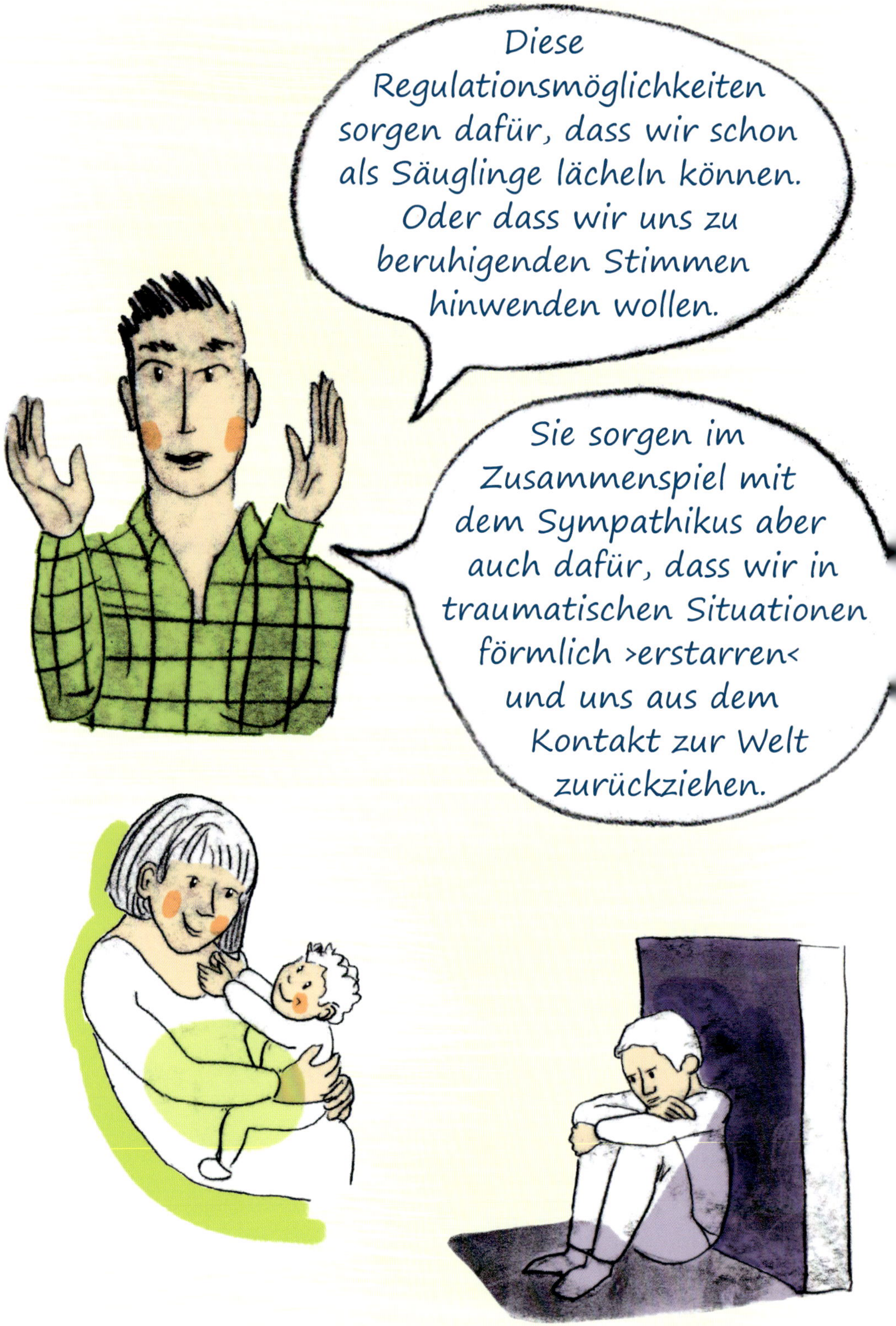
Diese Regulationsmöglichkeiten sorgen dafür, dass wir schon als Säuglinge lächeln können. Oder dass wir uns zu beruhigenden Stimmen hinwenden wollen.
Sie sorgen im Zusammenspiel mit dem Sympathikus aber auch dafür, dass wir in traumatischen Situationen förmlich >erstarren< und uns aus dem Kontakt zur Welt zurückziehen.

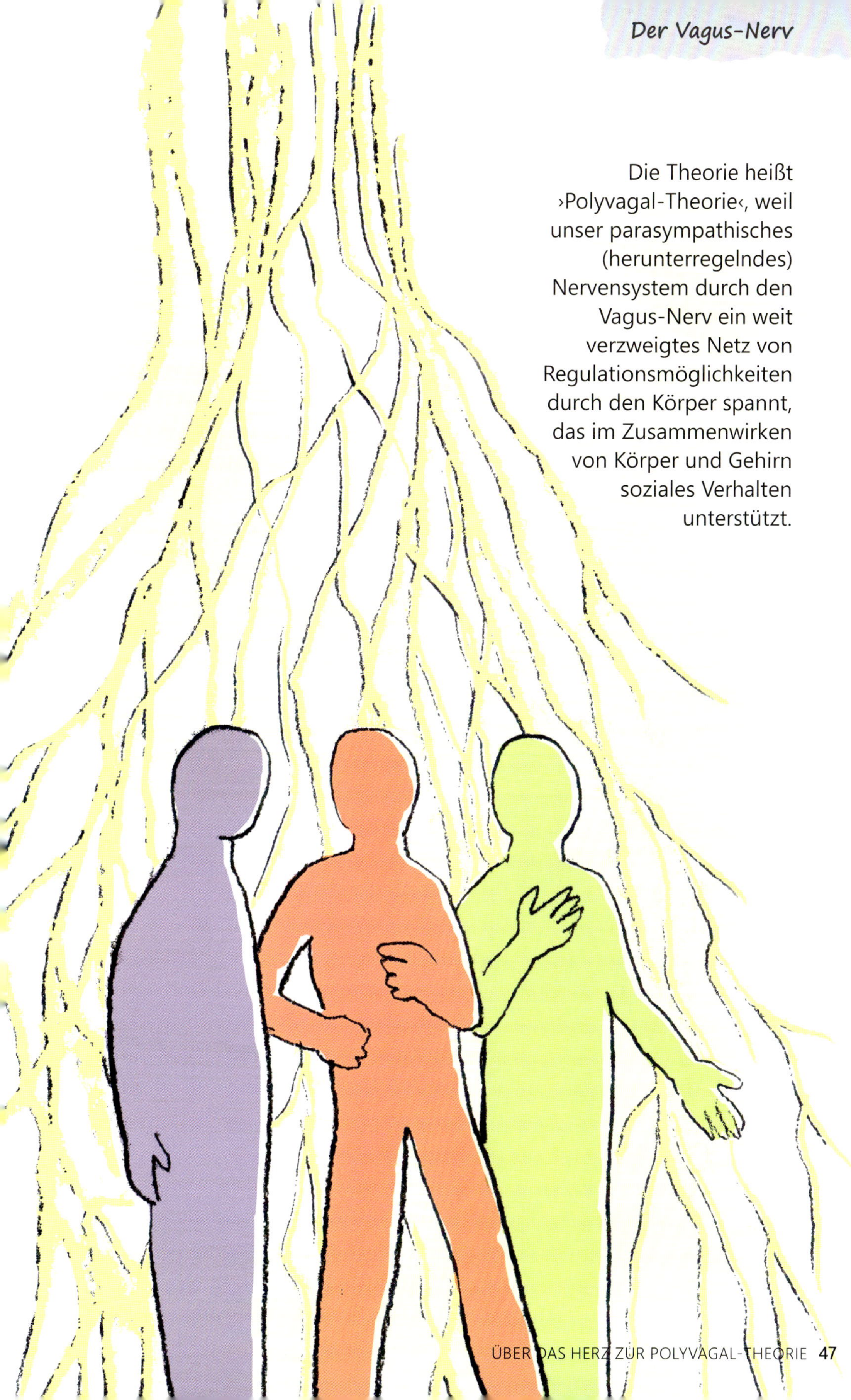

Die Theorie heißt ›Polyvagal-Theorie‹, weil unser parasympathisches (herunterregelndes) Nervensystem durch den Vagus-Nerv ein weit verzweigtes Netz von Regulationsmöglichkeiten durch den Körper spannt, das im Zusammenwirken von Körper und Gehirn soziales Verhalten unterstützt.

Stephen Porges erkannte, dass der parasympathische Vagus-Nerv sowohl eine sozial ausgerichtete (co-regulierende) Funktion hat, als auch eine Schutzfunktion bei Gefahr, die aus Verteidigungsanlagen unserer evolutionären Vergangenheit stammt (Totstellreflex).

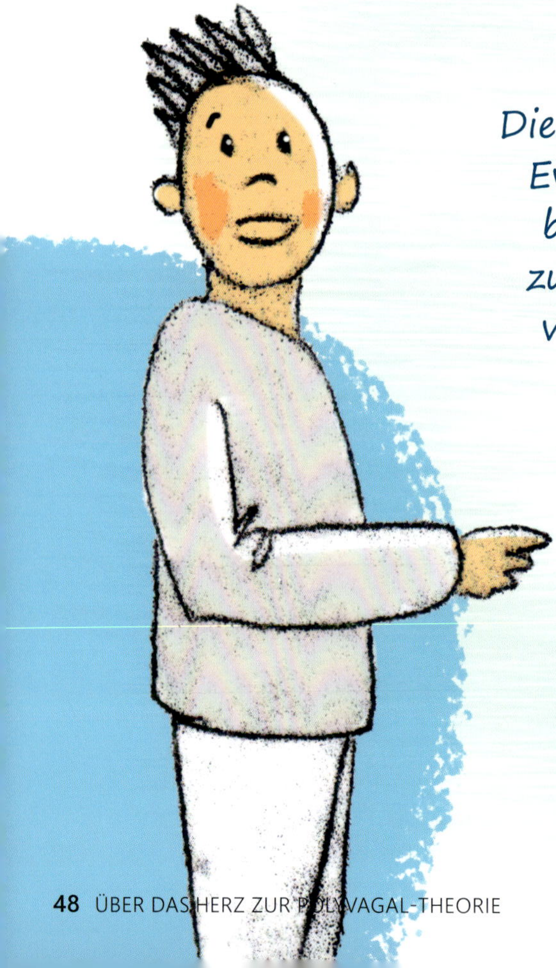

Diese Mitgift der Evolution kann bei Neugeborenen zu einem gefährlichen vagalen Tonus (dem Einfluss des Vagus-Nervs auf den Herzschlag) führen.

Der Vagus-Nerv hat dementsprechend im Hirnstamm zwei verschiedene Ursprungsregionen – wie ein Fluss, der zwei Quellgebiete hat (deswegen polyvagal).

Die hintere Region (dorsal) stellt dem Vagus-Nerv eine Art ›Notstrom-Aggregat‹ zur Verfügung und kann bei Gefahr den Körper fast bis zum Stillstand herunterfahren. Diese Anlage spielt nach der Polyvagal-Theorie bei Traumatisierungen eine Rolle.

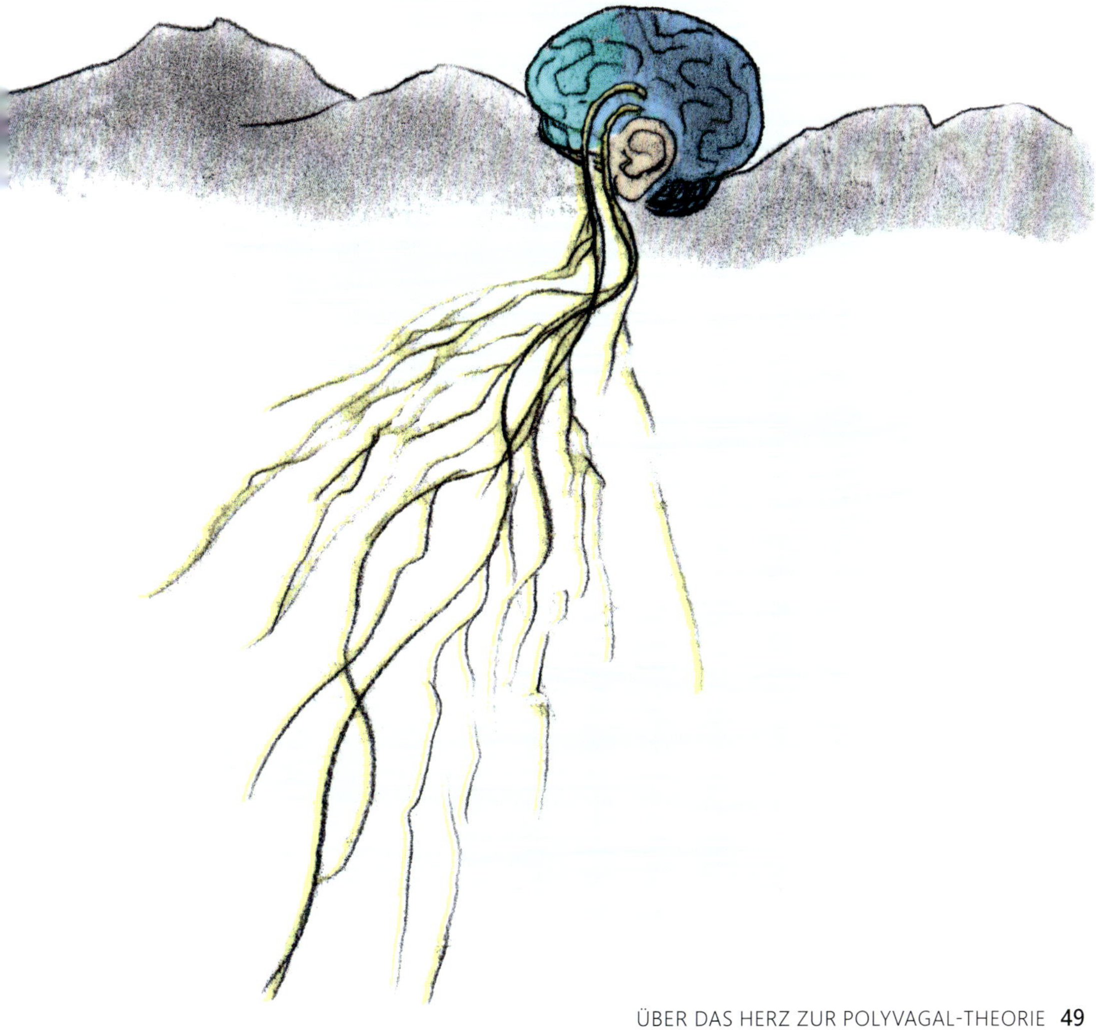

17. Vagaler Tonus und Gesundheit

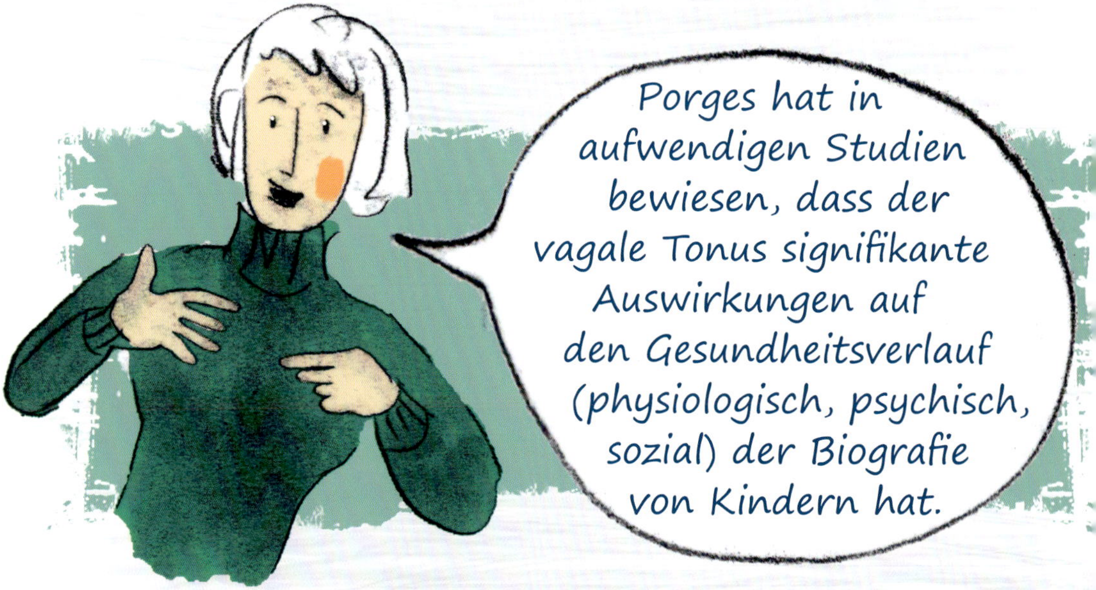
Porges hat in aufwendigen Studien bewiesen, dass der vagale Tonus signifikante Auswirkungen auf den Gesundheitsverlauf (physiologisch, psychisch, sozial) der Biografie von Kindern hat.

Mit anderen Worten:
Der Vagus-Nerv ist ein lebenswichtiger Nerv. Der durch ihn verursachte Tonus am Herzen kann gemessen werden und liefert existentiell wichtige Aussagen über unser Befinden.

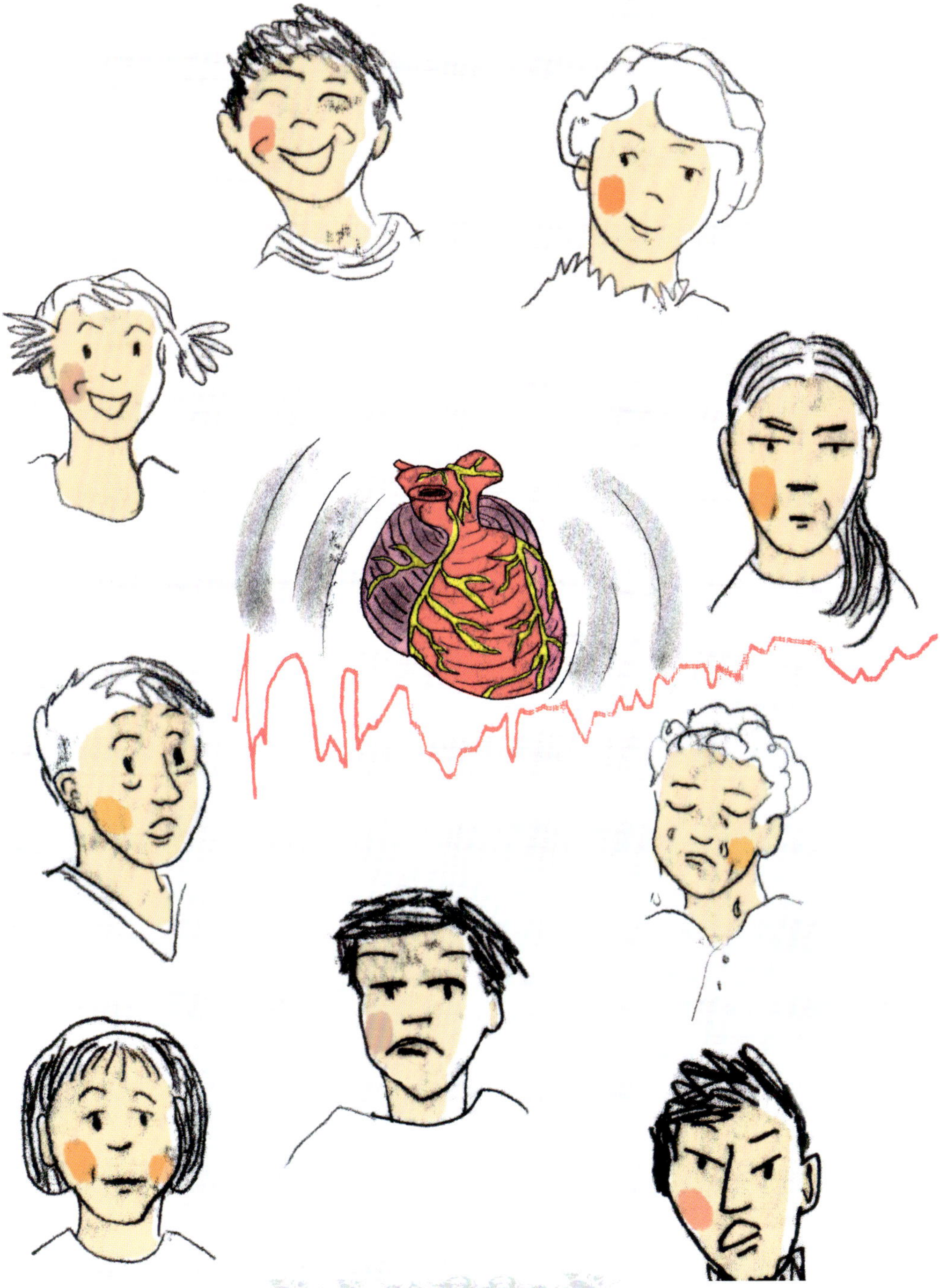

Unser Befinden kann
gemessen werden.

18. Trauma als Folge unaufgelöster Erstarrung im Kampf-Flucht-Verhalten

Wir können festhalten: Die evolutionäre Herkunft des Vagus-Nervs ermöglicht Menschen die soziale Hinwendung ebenso wie einen körperlich ausgelösten Rückzug in die Erstarrung. Dies spielt auch in der Traumatherapie eine Rolle.

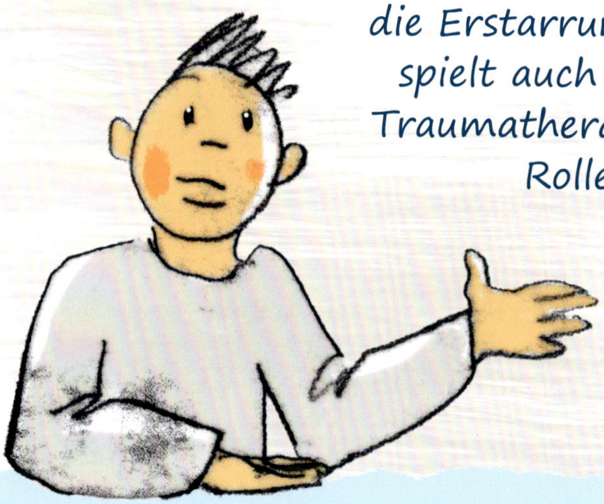

Auf der klinischen Ebene wird beim Trauma zwischen der Art der Verursachung (akzidentell [zufällig] vs. intendiert/interpersonell) unterschieden und der Zeit der Erstreckung (kurz dauernd und einmalig vs. lang dauernd und/oder mehrfach). Hilflosigkeit, Angst und Entsetzen sind bei Betroffenen die Reaktionen, sowie ein intensiv erlebter Kontrollverlust (Voderholzer 2022, S. 318 ff.). Die Traumafolgen werden als Posttraumatische Belastungsstörung und Anpassungsstörung beschrieben und beinhalten direkte und indirekte Folgestörungen, wie z.B. Flashbacks, Albträume, chronische Depressionen, sozialer Rückzug, Schmerzstörungen u.a.. Nicht jedes Trauma hat eine Traumafolgestörung zur Folge. Entscheidend sind die individuellen Risikofaktoren (Vorerfahrungen, Resilienz, soziales Umfeld direkt nach dem Traumaereignis etc.).

Traumafolgen (siehe vorige Seite) bedeuten oftmals, dass unsere Fähigkeit, positive Gefühle zur sozialen Kontaktaufnahme zu nutzen, stark eingeschränkt ist.

Im Extremfall ziehen wir uns aus sozialen Kontakten dauerhaft zurück. Im alltäglichen Leben lauern zu viele Trigger, die das Trauma als ›verkörperten Schrecken‹ (van der Kolk 2014/2015) jederzeit in uns auftauchen lassen können.

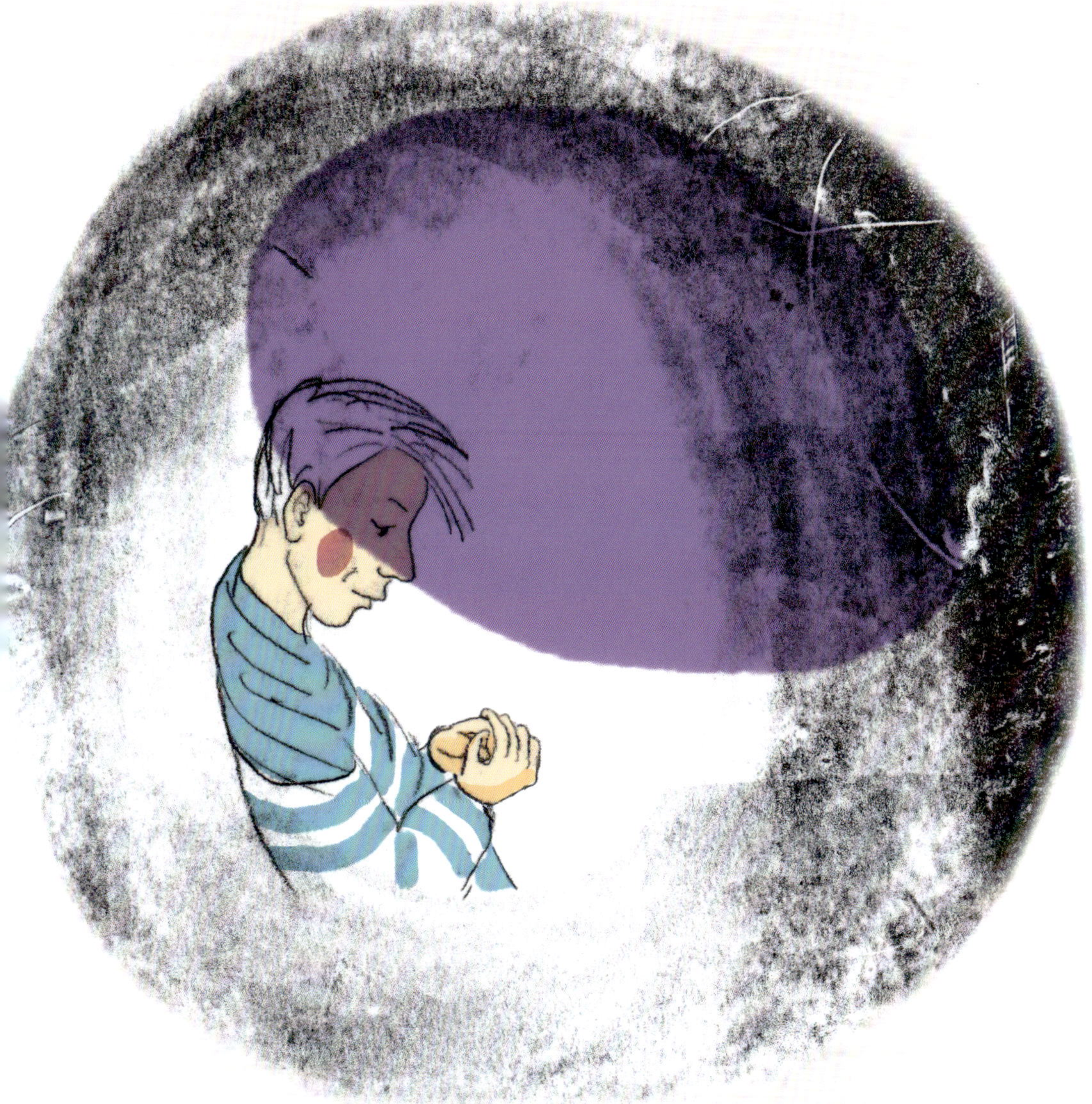

Im Zustand einer traumatischen Erstarrung (›freeze-Zustand‹) erleben wir die Welt als von uns abgetrennt. Wir fühlen uns erstarrt, unlebendig und nehmen die Welt als Bedrohung wahr. Unsere parasympathische Vagus-Regulation führt uns nicht mehr in den heilenden Kontakt, sondern ist in einem Schutzmechanismus des Körpers gefangen.

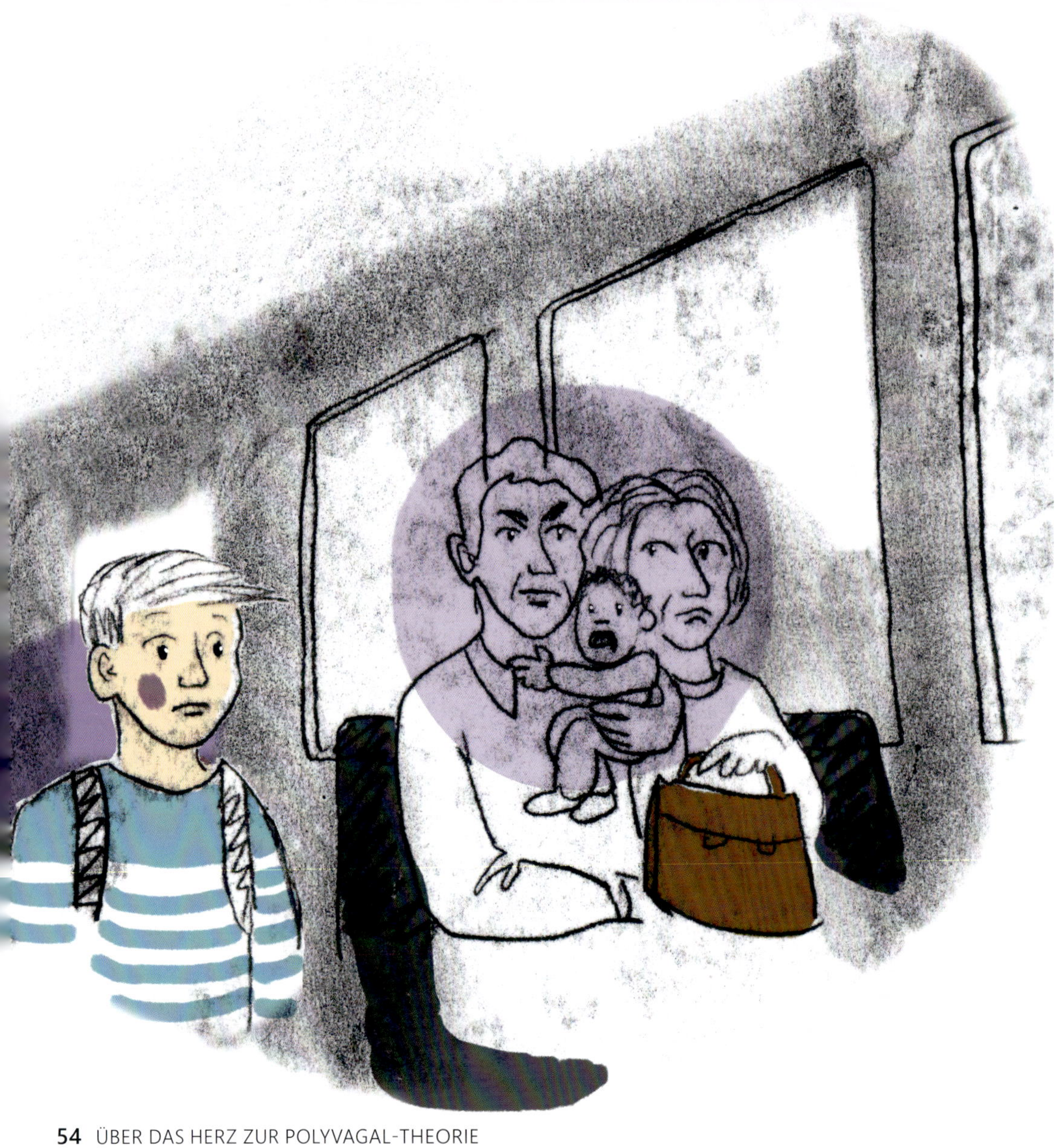

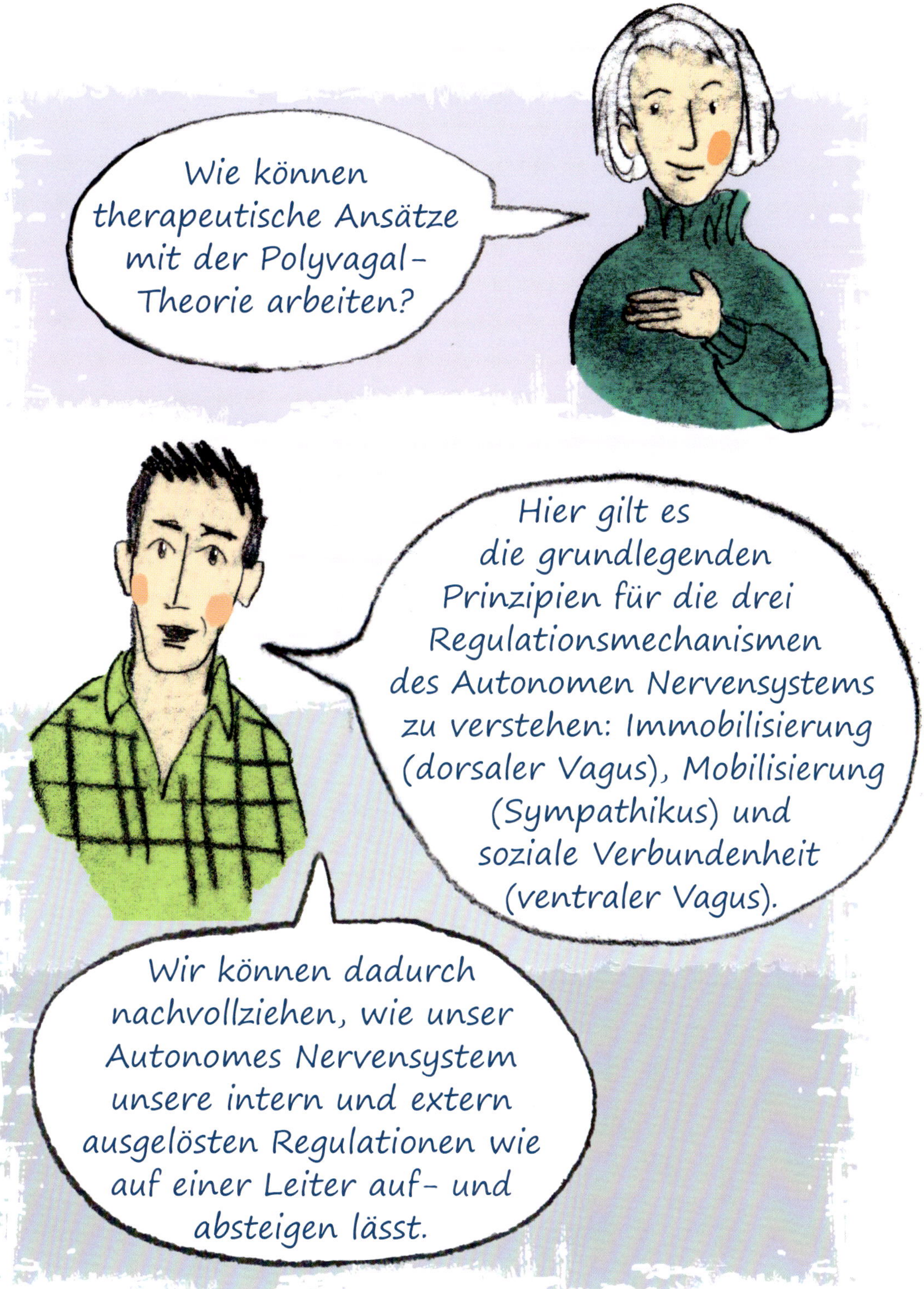
Wie können therapeutische Ansätze mit der Polyvagal-Theorie arbeiten?
Hier gilt es die grundlegenden Prinzipien für die drei Regulationsmechanismen des Autonomen Nervensystems zu verstehen: Immobilisierung (dorsaler Vagus), Mobilisierung (Sympathikus) und soziale Verbundenheit (ventraler Vagus).
Wir können dadurch nachvollziehen, wie unser Autonomes Nervensystem unsere intern und extern ausgelösten Regulationen wie auf einer Leiter auf- und absteigen lässt.

19. Grundprinzipien der Polyvagal-Theorie

Hierarchie

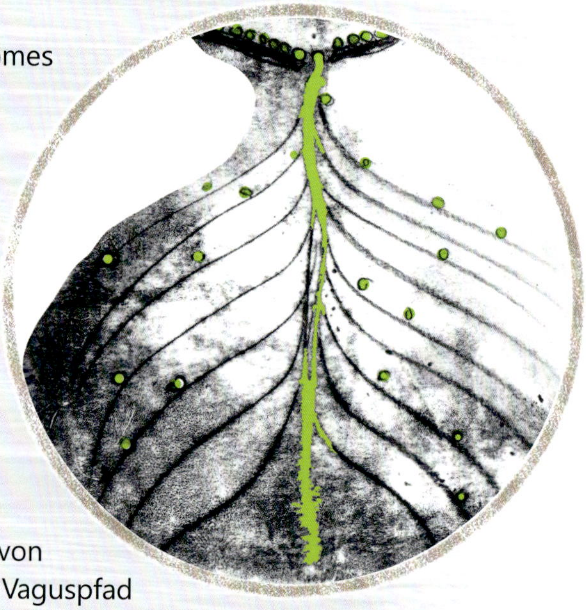

... bedeutet, dass unser Autonomes Nervensystem Signale aus dem Körperinneren und der Umgebung in einer Reihenfolge auswertet, die seiner evolutionären Entwicklung entspricht: Gefahrensignale werden dabei am schnellsten verarbeitet und führen über den Sympathikus zur Mobilisierung (Kampf-Flucht-Verhalten) oder über den dorsalen Vaguspfad zur Immobilisierung oder – bei Signalen von Sicherheit – über den ventralen Vaguspfad zu Verbundenheit und sozialem Kontakt.

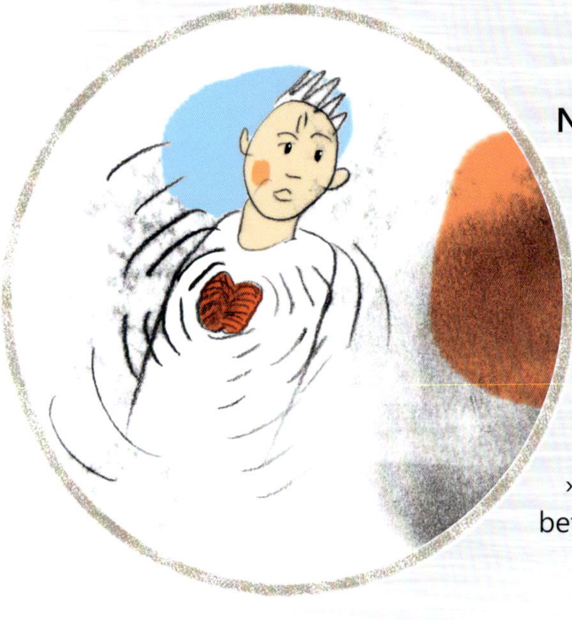

Neurozeption

... bedeutet, dass unser Körper unterhalb der Schwelle bewussten Erkennens über das Autonome Nervensystem Signale an das Gehirn senden und somit als eigenes ›Wahrnehmungsorgan‹ betrachtet werden kann.

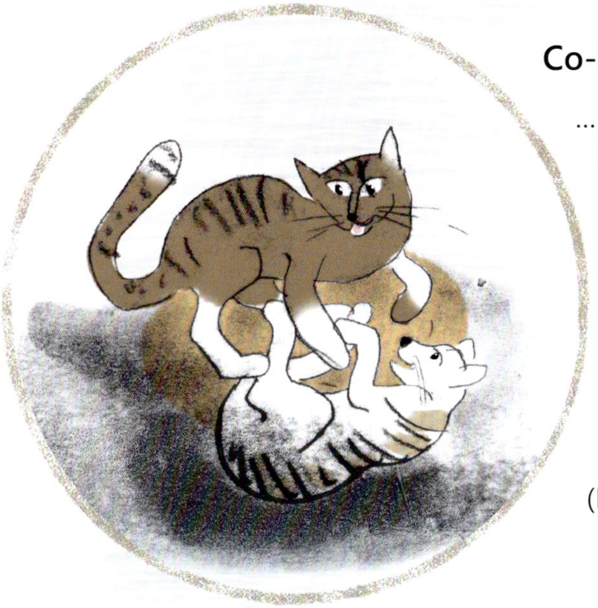

Co-Regulation

... bedeutet, dass unser Autonomes Nervensystem für eine gegenseitige Regulation unserer Zustände sorgt. Auch dies ist kein bewusst gesteuerter Prozess, sondern ein ›biologischer Imperativ‹ (Dana 2018/2018).

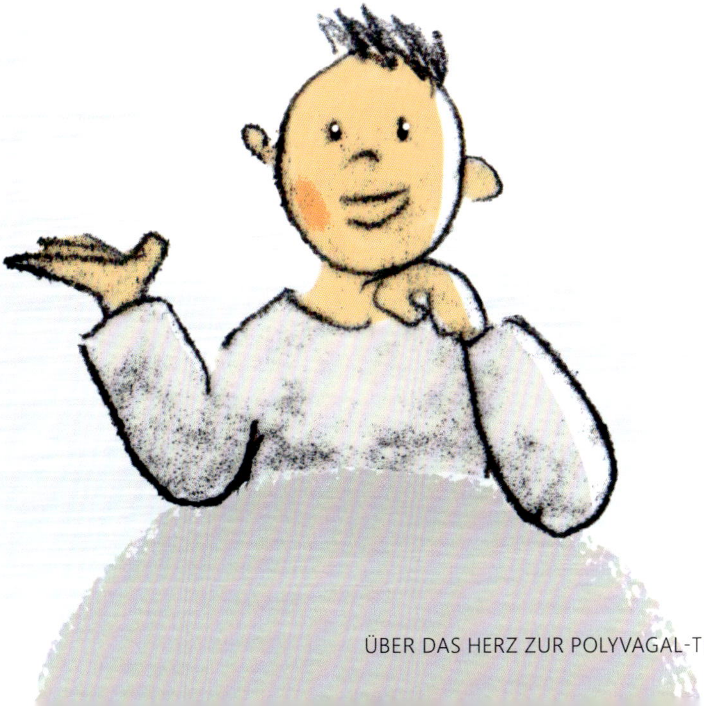

20. Unsere Wahrnehmung wandert mit dem Nervensystem mit

Die therapeutisch anwendbare Leiter der Zustände des Autonomen Nervensystems nach Deb Dana (Dana 2018/2018, S. 25 ff.):

Je nach Position auf dieser Leiter können wir besser oder schlechter mit uns selbst und anderen in Kontakt sein.

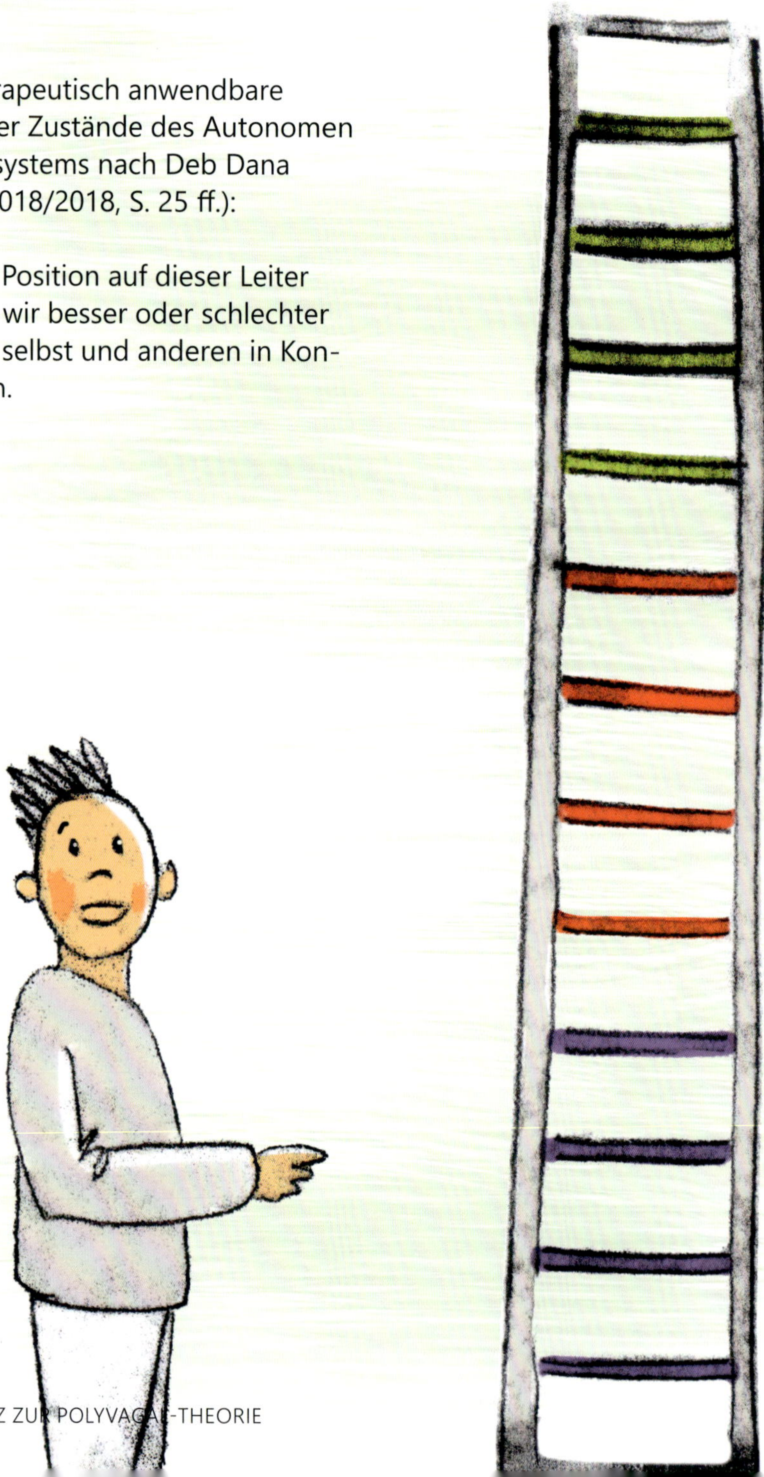

Hier ein konkretes Beispiel:
Hat eine KlientIn eine chronische Depression, die nach einer Diagnostik als eine Traumafolgestörung zu behandeln ist, würde ein ›polyvagal-therapeutischer‹ Ansatz von der Annahme ausgehen, dass sich das Autonome Nervensystem der KlientIn nach wie vor in einem immobilisierten (erstarrten) Zustand befindet, d.h. auf der Leiter der autonomen Zustände ›ganz unten‹.

Wir können den Weg einer ›polyvagalen Heilung‹ somit als eine Art Wanderung durch verschiedene Zustände unseres Autonomen Nervensystems begreifen.

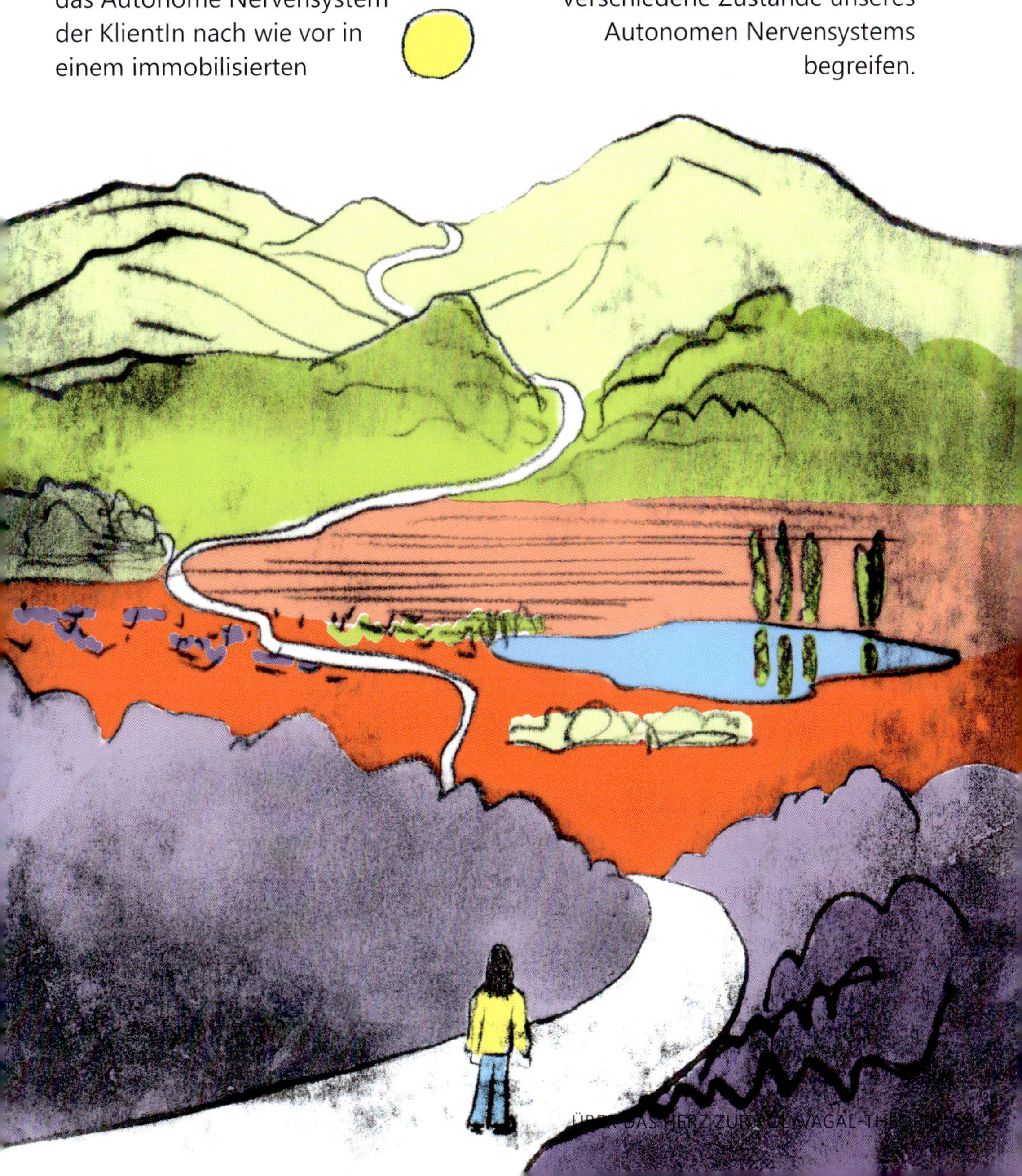

21. Interozeption – und was sie bedeuten kann

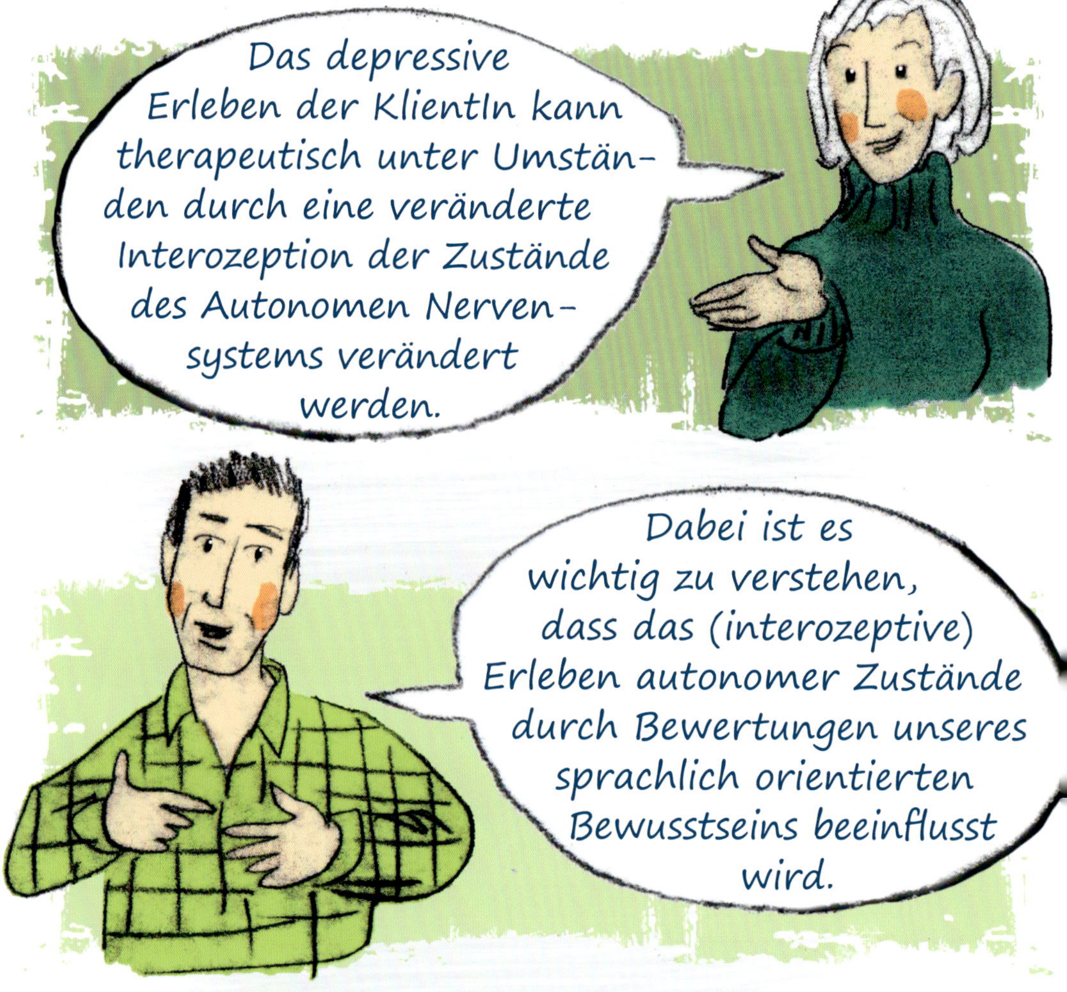
Das depressive Erleben der KlientIn kann therapeutisch unter Umständen durch eine veränderte Interozeption der Zustände des Autonomen Nervensystems verändert werden.
Dabei ist es wichtig zu verstehen, dass das (interozeptive) Erleben autonomer Zustände durch Bewertungen unseres sprachlich orientierten Bewusstseins beeinflusst wird.

›Interozeption‹ bedeutet ›Innenwahrnehmung‹ des eigenen Körpers und seiner Signale, wie z.B. Herzschlag, Magenknurren, Anspannung der Muskulatur. Auch die sog. Propriozeption, die sich auf die Position des Körpers im Raum, die Stellung der Gelenke, die Ausrichtung der Gliedmaßen bezieht, beeinflusst unsere Interozeption: Wenn ich durch den Wald laufe, nehme ich unter Umständen das Hungergefühl weniger wahr – oder auch die eben noch schmerzenden Gelenke. Davon unterscheidet sich wiederum die ›Exterozeption‹, die unsere Wahrnehmung von Reizen der Außenwelt beschreibt. Im ›Zwischenraum‹ zwischen Intero- und Exterozeption verwenden wir die Sprache, unter anderem um Innen- und Außenwahrnehmungen in einen Abgleich mit unserer inneren Wirklichkeit und der äußeren Realität zu führen.

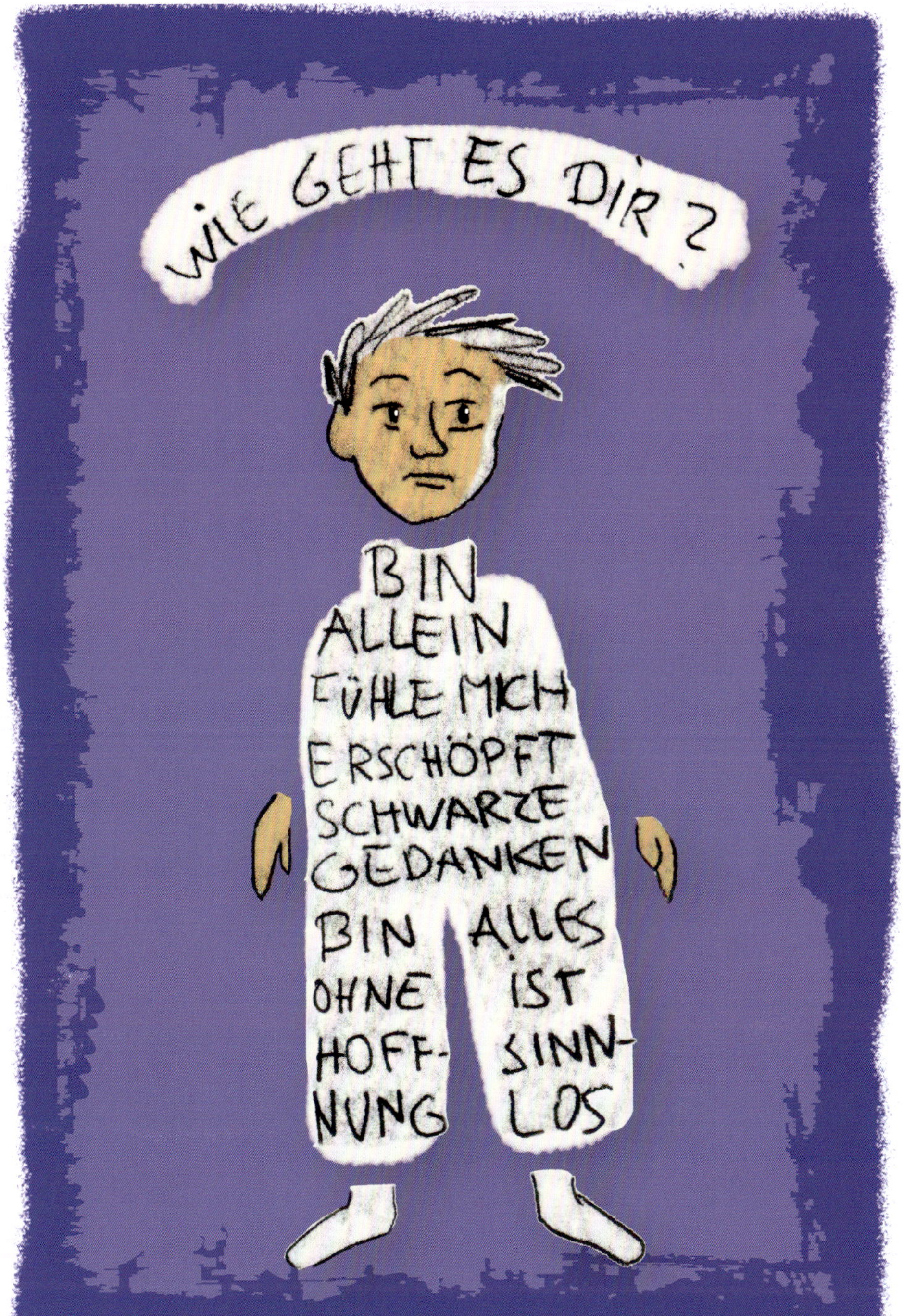
WIE GEHT ES DIR ?
BIN
ALLEIN
FÜHLE MICH
ERSCHÖPFT
SCHWARZE
GEDANKEN
BIN
OHNE
HOFF-
NUNG
ALLES
IST
SINN-
LOS

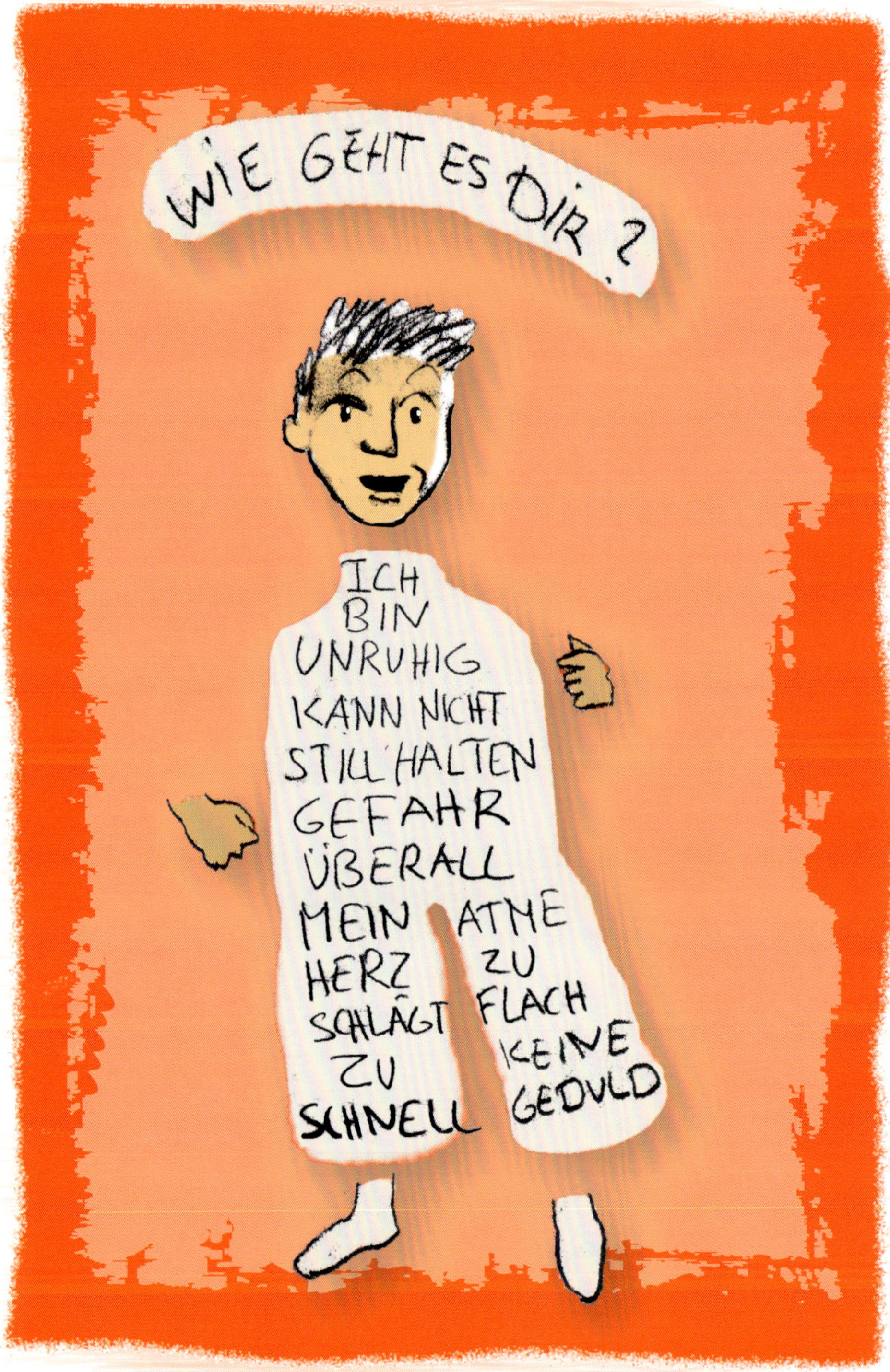
WIE GEHT ES DIR ?
ICH BIN UNRUHIG
KANN NICHT STILL HALTEN
GEFAHR ÜBERALL
MEIN HERZ SCHLÄGT ZU SCHNELL
ATME ZU FLACH
KEINE GEDULD

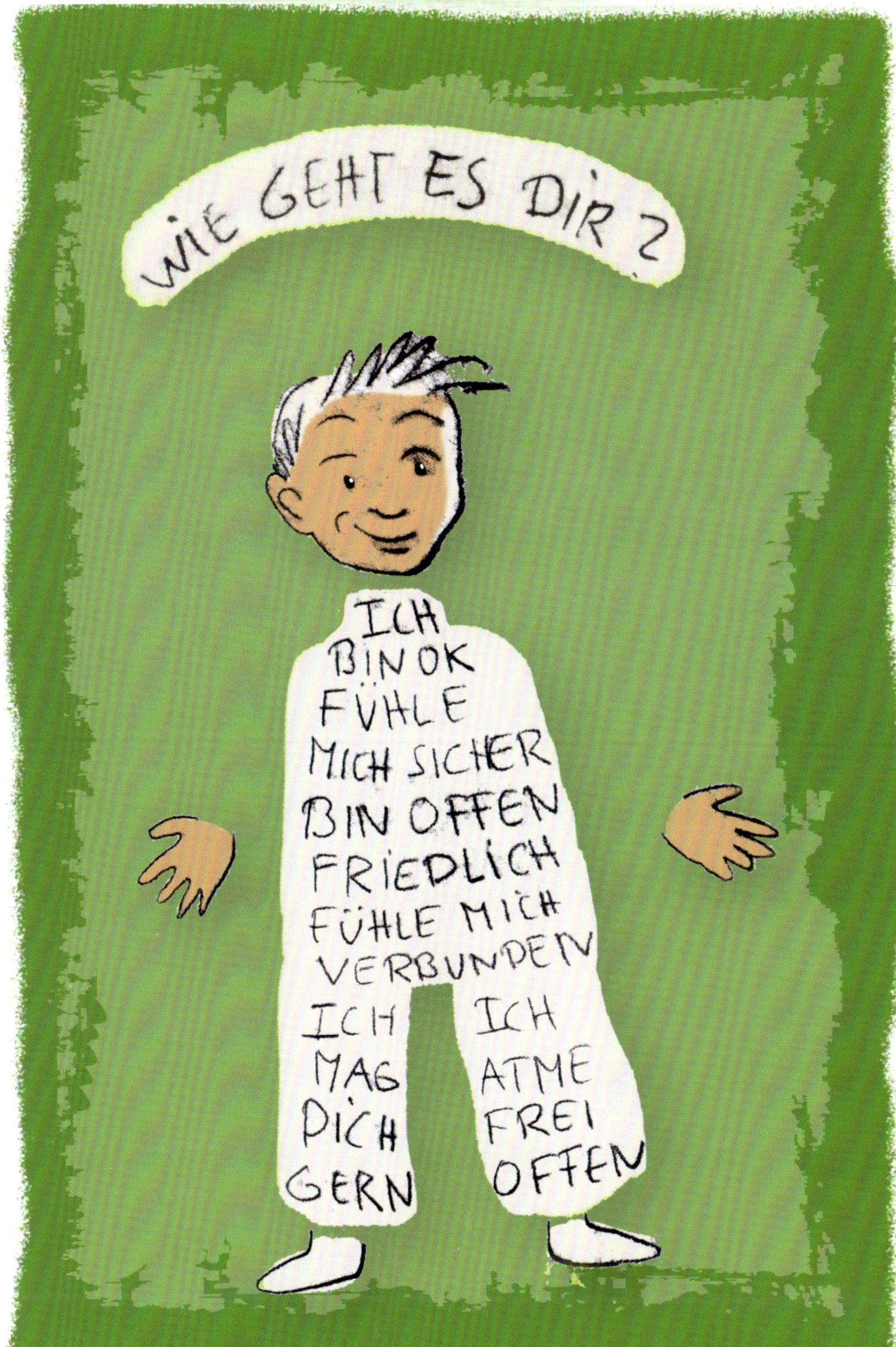
WIE GEHT ES DIR ?
ICH
BIN OK
FÜHLE
MICH SICHER
BIN OFFEN
FRIEDLICH
FÜHLE MICH
VERBUNDEN
ICH
MAG
DICH
GERN
ICH
ATME
FREI
OFFEN

22. Was TherapeutInnen sagen

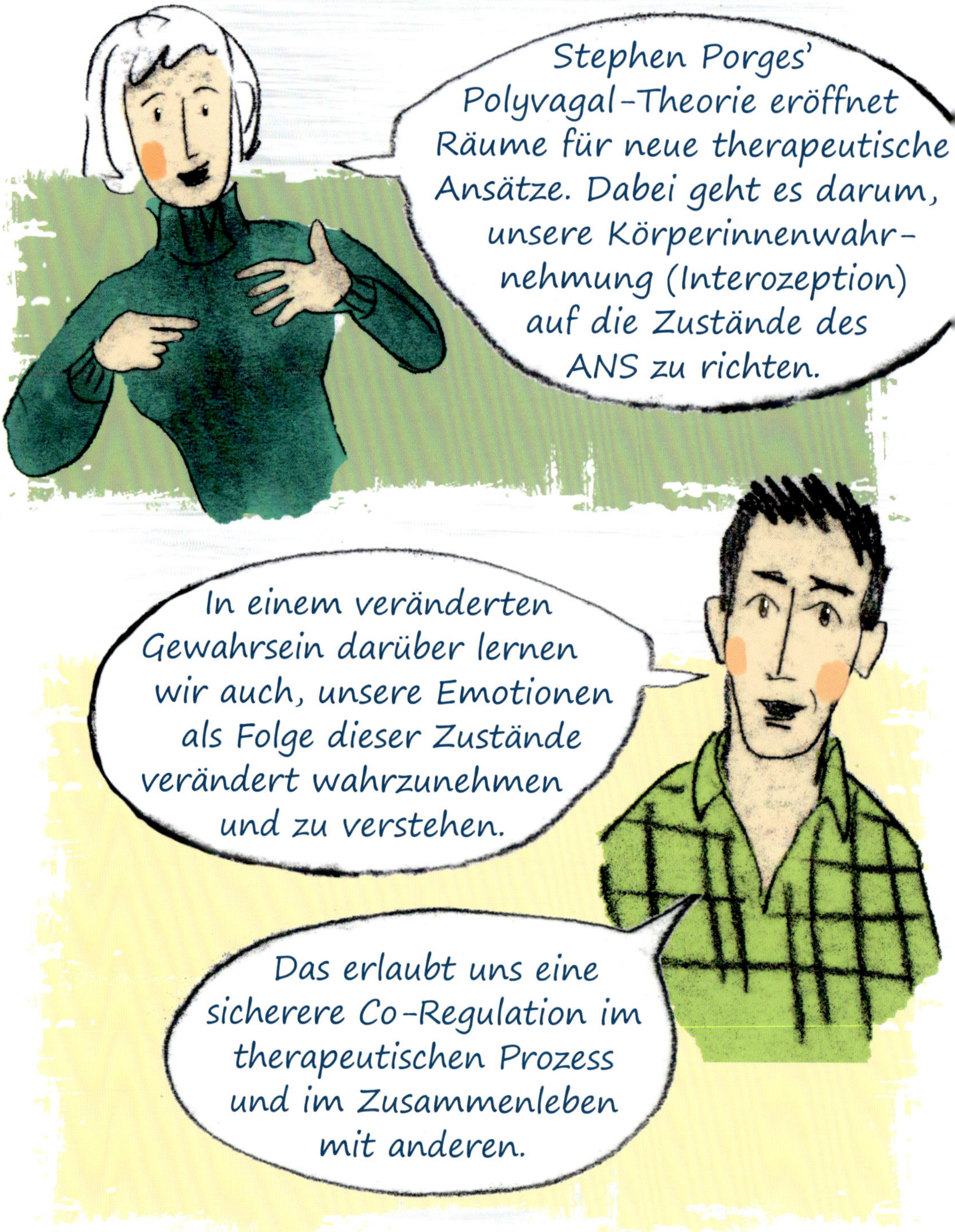
Stephen Porges' Polyvagal-Theorie eröffnet Räume für neue therapeutische Ansätze. Dabei geht es darum, unsere Körperinnenwahr-nehmung (Interozeption) auf die Zustände des ANS zu richten.
In einem veränderten Gewahrsein darüber lernen wir auch, unsere Emotionen als Folge dieser Zustände verändert wahrzunehmen und zu verstehen.
Das erlaubt uns eine sicherere Co-Regulation im therapeutischen Prozess und im Zusammenleben mit anderen.

23. Einordnung und Perspektiven

Wissenschaftliche Einordnung:
Die Polyvagal-Theorie beschreibt Zusammenhänge im Bereich der Psychophysiologie, die wiederum ein Unterzweig der verhaltensorientierten Neurowissenschaften ist, die zum großen Bereich der Biopsychologie gehören. Stephen Porges hat betont, dass es in seiner Arbeit einen spezifischen Unterschied zur Psychophysiologie gibt. In letzterer liegt der Schwerpunkt auf den Top-Down-Prozessen des Verhaltens und ihrem Einfluss auf die Physiologie. Die Polyvagal-Theorie befasst sich mit der Dynamik zwischen Top-Down- und Bottom-Up-Prozessen, d.h. wie die Physiologie und ihr neuronales System die Grundlagen des Verhaltens mitbestimmen.

Neue Perspektiven für die Verhaltenspsychologie:
Die Polyvagal-Theorie ändert den Blick auf die Psychologie des Verhaltens. Letzteres entsteht auf den Grundlagen präzise beschreibbarer Prozesse zwischen der Neurophysiologie des Autonomen Nervensystems und verbundenen neuronalen Reaktionskreisläufen in spezifischen Gehirnarealen (Limbisches System, Zwischenhirn, Hirnstamm und Kleinhirn). Dieser Blick verzichtet damit auf die Beschreibungen des Behaviorismus (inklusive seiner Erweiterungen durch kognitionspsychologische Ansätze) und löst dessen Dilemma, den Begriff des Verhaltens nur in erlernten (konditionierten) Verhaltensmustern zu erklären, ohne die physiologischen Voraussetzungen dafür beschrieben zu haben.

Neue Perspektiven für die systemische Theoriebildung:
Die Polyvagal-Theorie ist aus einem systemisch orientierten Denken entwickelt. Das Autonome Nervensystem fungiert dabei als eine Art Thermostat, dessen Regler unser Körperinneres auf Umweltsignale von Gefahr oder Sicherheit einstellt. Die neuronalen Regelkreisläufe dieses ›Thermostats‹ werden im Gehirn genutzt, um in einem komplexen Zusammenspiel der Auswertung Emotionen, Verhalten und sprachliche Kommunikation mitzusteuern. Im Zusammenspiel von Sympathikus und einem evolutionär jüngeren Pfad* des parasympathischen Vagus-Nervs werden die beschriebenen Regelkreisläufe des Autonomen Nerven-

** Anatomisch gesehen umfasst der Vagus motorische und sensorische Bahnen. Die primären motorischen Bahnen haben ihren Ursprung in zwei vagalen Quellkernen im Hirnstamm: dem dorsalen motorischen Vaguskern und dem ventralen Vaguskern, der als Nucleus ambiguus bekannt ist. Der dorsale Vagus ist bei praktisch allen Wirbeltieren zu finden, während sich der ventrale Vagus bei Säugetieren entwickelt hat. Darüber hinaus ist der Vagus in erster Linie ein sensorischer Nerv (80 Prozent der Vagusfasern sind sensorisch), der seinen Ursprung in einem Hirnstammbereich hat, der an den dorsalen motorischen Vaguskern angrenzt, der als Nucleus solitaire bekannt ist. Der Vagus-Nerv ist ein Nerv, der den Input von sensorischen Bahnen von unten nach oben und von höheren Gehirnstrukturen von oben nach unten auswertet und selektiv motorische Bahnen rekrutiert, um komplexe adaptive Funktionen auszuführen.*

systems genutzt, um neuronale Anlagen (Hirnnerven, die mit dem Regelkreislauf kommunizieren) für die soziale Kommunikation zu mobilisieren. Dadurch wird bei Säugetieren soziales Verhalten begünstigt.

Medizinische Implikationen:
»Die Polyvagal-Theorie bietet eine Perspektive für die Formulierung von Forschungsfragen und ist keine statische Theorie. Mit zunehmendem Wissen über die Neurophysiologie werden daher prüfbare Hypothesen die Theorie formen und erweitern« (Porges 2007). Wie in diesem Buch beschrieben, war eine der grundlegenden Fragen die der Messung und Bewertung der Herzratenvariabilität (HRV), deren Quantifizierung von Porges in Zusammenhang mit menschlicher ›Aufmerksamkeit‹ konzeptualisiert und ausgewertet wurde. Zunehmend spielte auch die Bewertung der Atemfrequenz in Bezug auf die HRV eine Rolle (Stichwort Respiratorische Sinusarrhythmie [RSA]). In diesem Zusammenhang beschreibt Porges in dem zitierten Aufsatz auch den grundsätzlichen Wechsel der Sichtweise zwischen ›Top-Down‹-Regulationen (Psychophysiologie) und ›Bottom-Up‹-Prozessen (Physiopsychologie): »Die Psychophysiologie konzentrierte sich auf die ›motorische‹ Komponente des Autonomen Nervensystems, in Übereinstimmung mit Langleys (1903) Betonung der motorischen Leistung des Autonomen Nervensystems als rein motorisches System. So wurde die Herzfrequenz, ähnlich wie jedes andere beobachtbare Verhalten, als ›Reaktion‹ behandelt. Im Gegensatz dazu bedeutet ein Systemmodell eine Einbeziehung von Rückkopplungsmechanismen aus der Peripherie (d. h. ›bottom-up‹; Anm. Autor) und

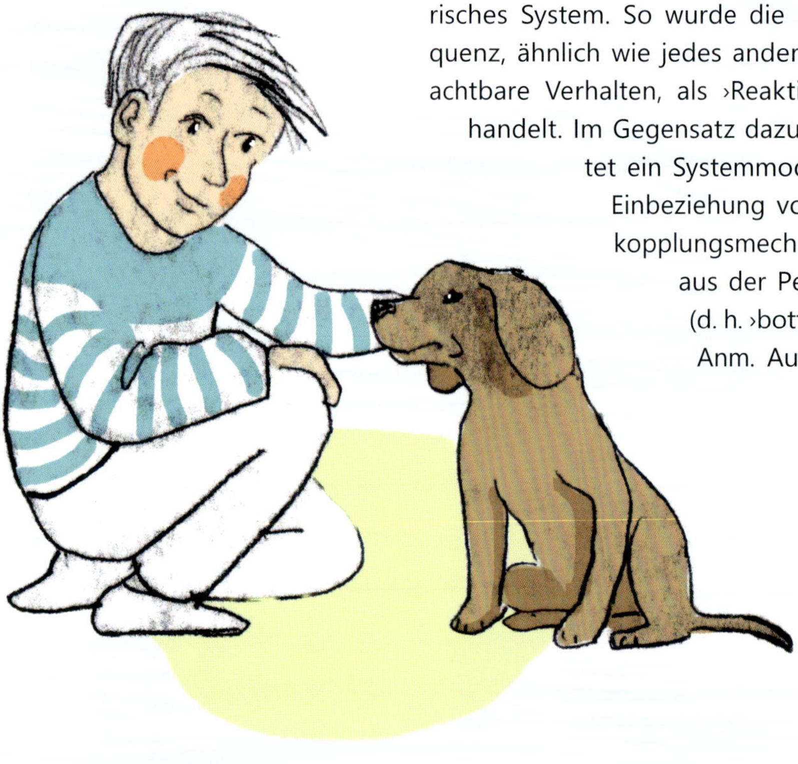

zentralen Modulatoren der Ausgangsverstärkung efferenter Bahnen (z. B. der sog. Hypothalamus-Hypophysen-Nebennierenrinden-Achse [HPA-Achse]; Anm. Autor). Ein *Systemansatz* (Hervorhebung Autor) würde also nicht nur die verschiedenen Teile der Rückkopplungsschleife beschreiben, sondern auch versuchen, die Merkmale der zentralen Mechanismen zu verstehen, die die Verstärkung des Ausgangssystems moderieren« (Porges 2007).

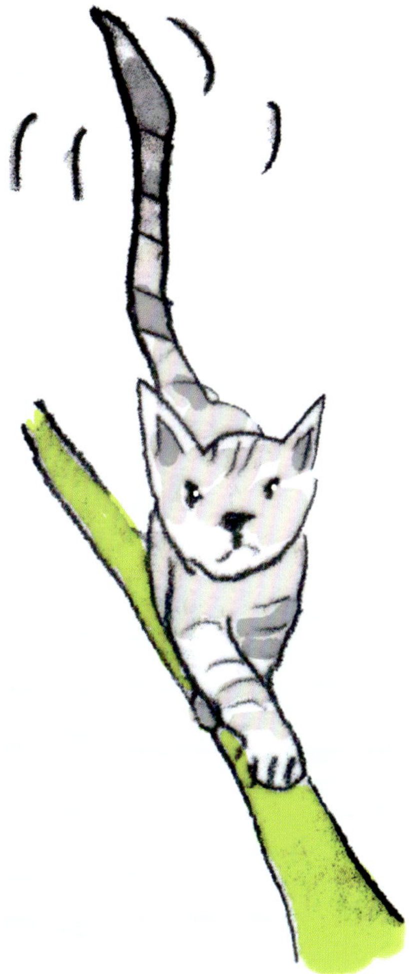

Philosophische Implikationen:
Der Descartes'sche Dualismus zwischen Körper und Gehirn (›Geist‹) hat nicht nur die Philosophie, sondern auch die Naturwissenschaften tief geprägt. Die kategoriale Unterscheidung zwischen mentalen und körperlichen Aspekten unserer Existenz kann aber Folgen haben, die einen solchen Dualismus als fragwürdig erscheinen lassen (z. B. schwierige Entscheidungen der medizinischen Bewertung im klinischen Bereich der Psychologie und Psychiatrie). Dabei ist die in die Jahre gekommene ›Ganzheitlichkeit‹ längst keine Lösung mehr, weil zu diffus und oft auch der Ideologie nicht unverdächtig.

Stephen Porges spricht in diesem Zusammenhang von einem ›Dyadischen System‹ aus den erwähnten Bottom-Up- und Top-Down-Prozessen, also aus Vorgängen, die dem Bereich des Körperlichen und dem Bereich des Psychischen zugeordnet werden können. Grundsätzlich bleibt an dieser Stelle offen, ob das, was wir als ›Psyche‹ verstehen und beschreiben, eine Ausprägung von unserem Selbst ist, welches aber nicht ›im Gehirn‹, sondern in einem Zusammenspiel aus umweltbedingten, anlagebedingten, körperlichen und im Gehirn verarbeiteten Prozessen entsteht.

Stephen W. Porges – Zitate*

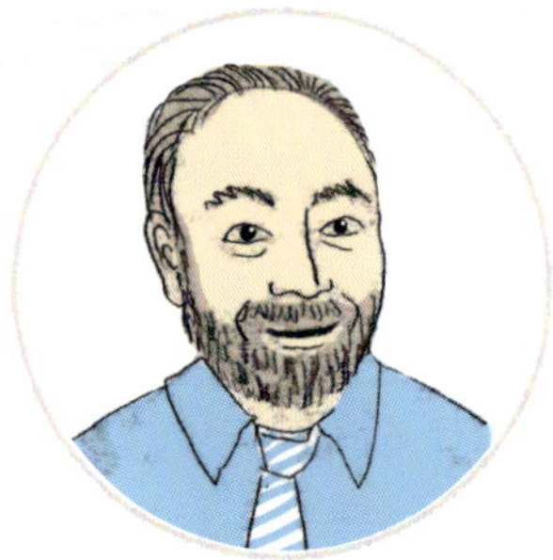

»In der heutigen Welt fehlt es vielen Menschen an Möglichkeiten, sich sicher zu fühlen. Dies kann in Form von Angst, Traumatisierungen, Stress, unkontrollierten Emotionen und gesundheitlichen Problemen zum Ausdruck kommen.«

»Wenn wir uns nicht sicher, bedroht oder in einem Zustand der Dysregulation fühlen, aktiviert unser Körper Defensivsysteme, die unsere unmittelbaren Überlebenschancen verbessern – wenn auch auf Kosten unserer Fähigkeit, zu gesunden, uns zu entwickeln und uns zu regenerieren.«

»In Ermangelung gesunder Beziehungen oder von Möglichkeiten zur Co-Regulation suchen wir nach anderen Möglichkeiten, unsere Defensivsysteme zu mäßigen. Oft tun wir dies, indem wir suchterzeugende Substanzen konsumieren und suchtartige Verhaltensweisen entwickeln.«

»Wenn wir selbst uns bedroht fühlen, können wir anderen Menschen kaum das Gefühl vermitteln, sie seien in Sicherheit.«

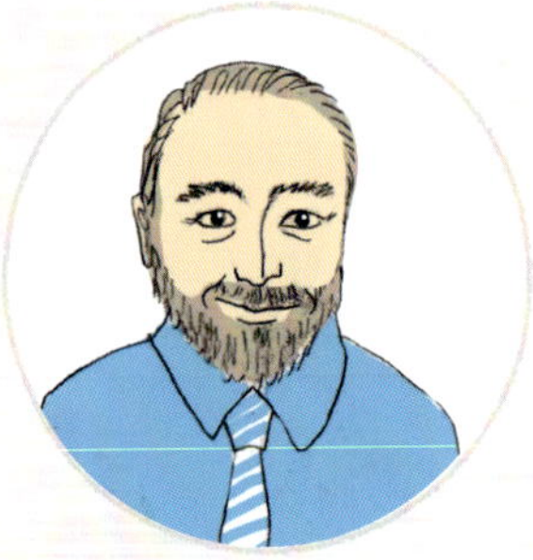

»Wir können ›Spiel‹ als neuronales Training verstehen, das uns ermöglicht, unsere mobilisierend wirkenden Defensivsysteme zu nutzen, ohne aggressiv zu werden oder uns in ihnen zu verfangen.«

* *Aus: Stephen W. Porges & Seth Porges: Sicherheit und Heilung finden – die Polyvagal-Theorie in unserem Leben. Lichtenau: G. P. Probst Verlag 2024*

Literatur

Ackermann, M. (2023): *Familien, Sprachen, Therapie. Eine Begegnung mit der Polyvagal-Theorie.* Berlin: Veröffentlichung geplant 2024.

Aronson, E., Wilson, T. D., & Akert, R. (2012). *Social Psychology.* Pearson; dt. (2014). *Sozialpsychologie.* München: Pearson Studium.

Barrett, L. Feldman (2017). *How Emotions Are Made.* New York: Houghton Mifflin Harcourt; dt. (2023). *Wie Gefühle entstehen.* Hamburg: Rowohlt Tb.

Bennett, M. R., & Hacker, P. M. S. (2015). *Die philosophischen Grundlagen der Neurowissenschaften.* Darmstadt: Wissenschaftliche Buchgesellschaft.

Burdach, K. F. (1822). *Vom Baue und Leben des Gehirns, Bd. 2.* Leipzig: Dyk.

Cannon, W. B. (1915). *Bodily changes in pain, hunger, fear, and rage.* New York: D. Appleton & Co.; dt. (1975). *Wut, Hunger, Angst und Schmerz.* München: Urban & Schwarzenberg.

Dana, D. A. (2018). *The polyvagal theory in therapy.* New York: W. W. Norton; dt. (2018). *Die Polyvagal-Theorie in der Therapie.* Lichtenau: G. P. Probst Verlag.

Dana, D. A. (2020). *Polyvagal flip chart:* New York: W. W. Norton; dt. (2021). *Flipchart Polyvagal-Theorie.* Lichtenau: G. P. Probst Verlag.

Dana, D. A. (2023). *Polyvagal Practices:* New York: W. W. Norton; dt. (2023). *Leben mit der Polyvagal-Theorie. In Sicherheit verankert.* Lichtenau: G. P. Probst Verlag.

Langley, J. N. (1903). *The autonomic nervous system.* Amsterdam: Leopold Classic Library.

McAdams, D. P., & Dunlop, W. L. (2022). *The Person: A New Introduction to Personality Psychology.* Hoboken: Wiley & Sons.

Pfeiffer, A. (2022). *Emotionale Erinnerung:* Heidelberg: Carl-Auer Verlag.

Porges, S. W. (2007). The Polyvagal Perspective. *Biological Psychology, 74*(2), 116–143.

Porges, S. W. (2011). *The polyvagal theory.* New York: W. W. Norton; dt. (2010). *Die Polyvagal-Theorie: Neurophysiologische Grundlagen der Therapie.* Paderborn: Junfermann.

Porges, S. W. (2017). *The Pocket Guide to the Polyvagal Theory.* New York: W. W. Norton; dt. (2017). *Die Polyvagal-Theorie und die Suche nach Sicherheit:* G. P. Probst Verlag.

Porges, S. W. (2017). Vagal pathways: Portals to compassion. In: E. M. Seppälä et al. (Eds.), *The Oxford handbook of compassion science.* Oxford: Oxford University Press; dt. (2021). Der Vagus als Tor zum Mitgefühl. In: S. W. Porges, *Heilen mit der Polyvagal-Theorie* (S. 45–70). Lichtenau: G. P. Probst Verlag.

Porges, S. W. (2021): *Polyvagal Safety.* New York: W. W. Norton; dt. (2021). *Heilen mit der Polyvagal-Theorie. Neuronales Training für Körper, Herz und Hirn.* Lichtenau: G. P. Probst Verlag.

Porges, S. W. (2023). The vagal paradox: a polyvagal solution. *Compr. Psychoneuroendocrinology, 16*, 100200. https://doi.org/10.1016/j.cpnec.2023.100200

Stephan, A., & Walter, S. (Hrsg.) (2013). *Handbuch Kognitionswissenschaft.* Heidelberg: J. B. Metzler.

Trost, A. (2018). *Bindungswissen für die systemische Praxis.* Göttingen: Vandenhoeck & Ruprecht.

Vaas, R. (2000). *Emotionen.* Heidelberg: Spektrum Akademischer Verlag. www.spektrum.de/lexikon/neurowissenschaft/emotionen/3405

van der Kolk, B. A. (2014). *The Body Keeps the Score.* New York: Viking; dt. (2015). *Verkörperter Schrecken:* Lichtenau: G. P. Probst Verlag.

Voderholzer, U. (Hrsg.) (2022). *Therapie psychischer Erkrankungen.* München: Urban & Fischer.

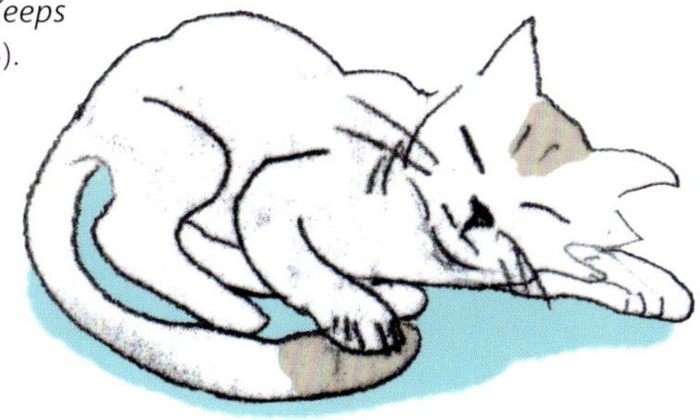

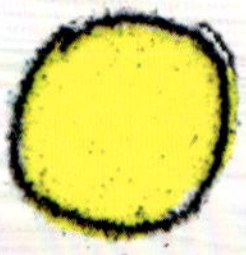

Wir hoffen, dass Sie und Ihr Autonomes Nervensystem in diesem Buch positive Anregungen und entspannte Sicherheit finden konnten – in einem mitlesenden Wandern zwischen Bildern, Begriffen, fachlichen Anmerkungen und anderem mehr. Dann hat auch dieses Buch zur Homöostase Ihres physiologischen und psychischen Zustandes beigetragen.

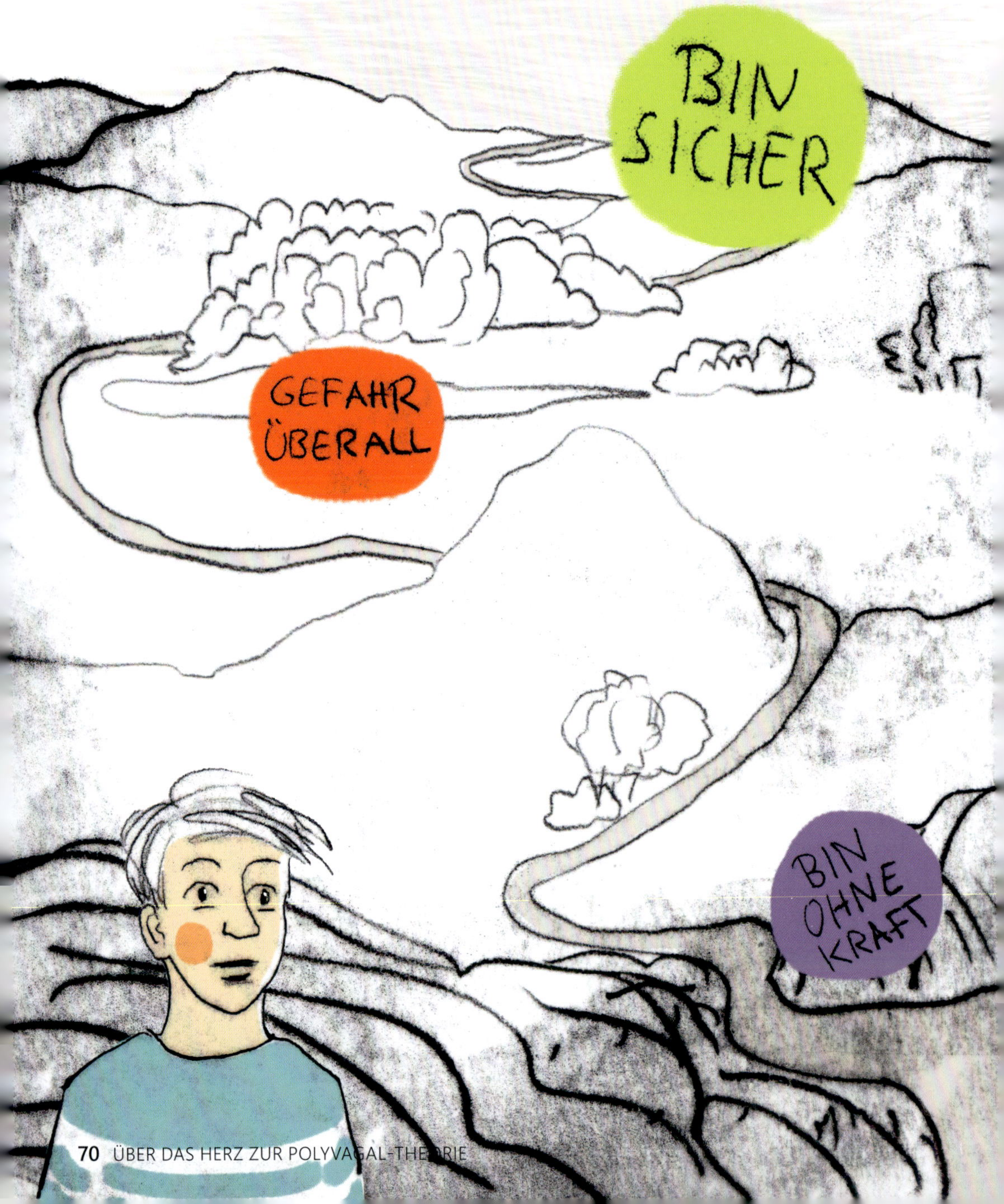

Der Autor & die Illustratorin

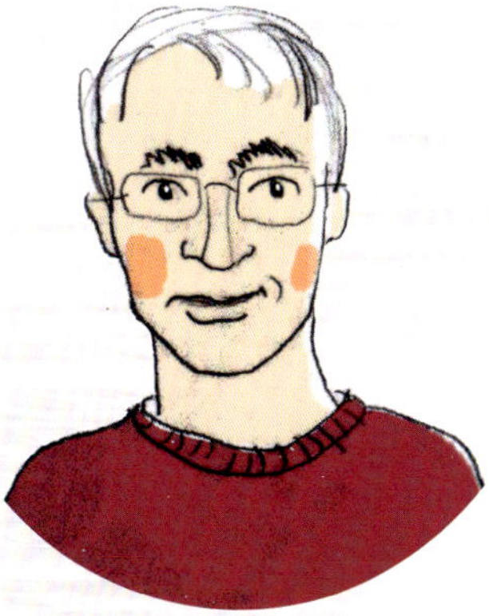

Michel Ackermann
Musik und Sprache verbinden sich für mich in der physischen und psychischen Ausdrucksfähigkeit des Körpers. Durch dieses Thema getragen habe ich seit meinem Studium an der Musikhochschule Karlsruhe bei dem Komponisten Wolfgang Rihm Entwicklung und Veränderung für mich selbst und andere gesucht. Texte und Worte in spiel- und fühlbaren Medien der Erkenntnis (so auch eigene Lyrik, u. a. bei Anton Leitners DAS GEDICHT) bewegen mich in facettenreichen Kontexten durch das Leben. Musikpädagogische Arbeit hat mich vor einigen Jahren zur kinder- und jugendtherapeutischen Arbeit geführt, später zur systemischen Familientherapie, die ich u. a. für das Berliner Institut für Familientherapie und die Jugendämter in Berlin begleite.

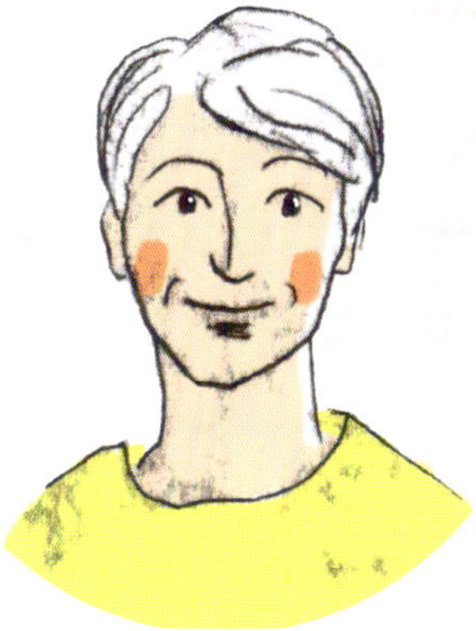

Christine Fiebig
Ob in der bildenden oder angewandten Kunst, die Zeichnung ist mein bevorzugtes Ausdrucksmittel. Ich reduziere gerne auf das Wesentliche, sparsam in Farbe und Detail, stark im Ausdruck und in der Linie. Inspiriert hat mich mein Studium der freien und angewandten Kunst in Paris / Ecole Charpentier, an der FH Hannover und schließlich an der GH Kassel, wo ich auch meinen Abschluss für visuelle Kommunikation gemacht habe. Die Zeichnungen entstehen in meinem Frankfurter Atelier für Ausstellungen, Performances und andere Projekte wie Kamishibais, Bücher, Magazine, Cover, Adventskalender und vieles mehr …

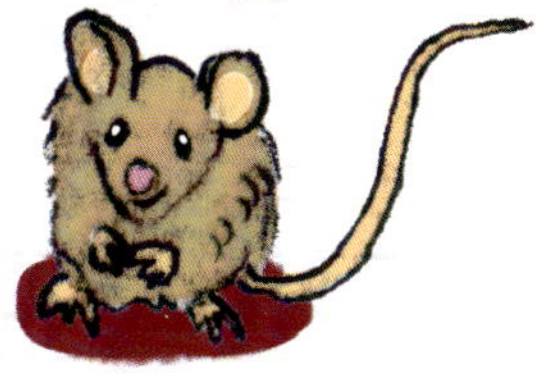

»Michel Ackermann und Christine Fiebig bringen in ihrer ansprechenden Graphic Novel die Feinheiten der Polyvagal-Theorie gekonnt auf den Punkt und präsentieren sie in einem leicht zugänglichen Buch. Mit einer ausgewogenen Mischung aus informativem Text und kreativen Illustrationen vermittelt ihre Arbeit sachkundig die klinisch relevanten Grundsätze der Polyvagal-Theorie und macht dadurch auch komplizierte Konzepte einladend und gut verständlich.«
Stephen W. Porges, Begründer der Polyvagal-Theorie

Das vorliegende Buch lädt uns auf eine anregende und wundersame Reise durch spannende Gebiete der Neurowissenschaften ein. Wir erfahren Hintergründe und psychotherapeutische Kontexte zur Polyvagal-Theorie.

»Entscheidend für unsere körperliche und psychische Gesundheit und unser Glück ist, wie sicher wir uns fühlen.«
Stephen W. Porges

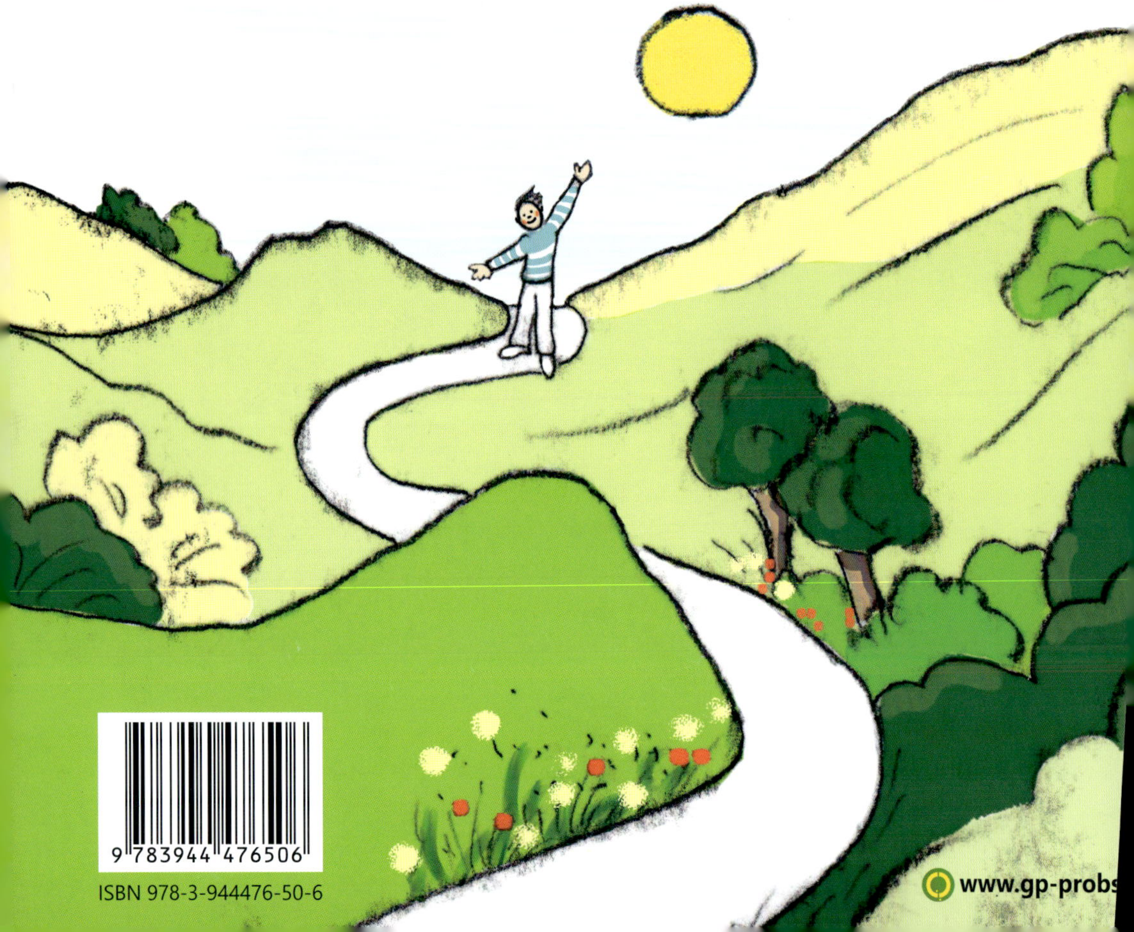

ISBN 978-3-944476-50-6

www.gp-probs